艾灸助阳绝招

王　颖　戴俭宇　王树东　主编

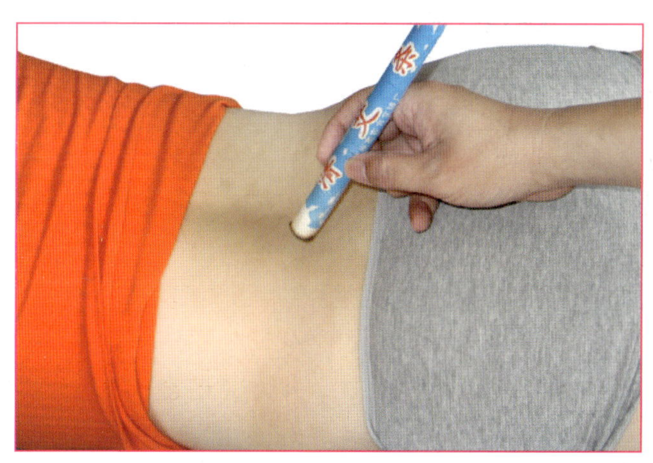

辽宁科学技术出版社
·沈阳·

主　　编　王　颖　戴俭宇　王树东
副 主 编　邢晓燕　张晓露　王　列　张　凡　姜艳荣
　　　　　宁彩凤
编　　委　王　颖　戴俭宇　王树东　邢晓燕　张晓霞
　　　　　王　列　张　凡　姜艳荣　宁彩凤　张　敏
　　　　　许亚涵　杨恩达　张政烨　张婉春　秦国鹏
图文编辑　王　芳　刘立克　刘美思　刘　伟　张　强
　　　　　张　玉　韩　威　韩　宇　徐　曼　石　磊

图书在版编目（CIP）数据

艾灸助阳绝招 / 王颖，戴俭宇，王树东主编. —沈阳：辽宁科学技术出版社，2015.1
ISBN 978-7-5381-6051-2

Ⅰ.①艾… Ⅱ.①王… ②戴… ③王… Ⅲ.①艾灸—基本知识 Ⅳ.①R245.81

中国版本图书馆CIP数据核字（2014）第227761号

出版发行：辽宁科学技术出版社
（地址：沈阳市和平区十一纬路29号 邮编：110003）
印 刷 者：辽宁彩色图文印刷有限公司
经 销 者：各地新华书店
幅面尺寸：170mm × 240mm
印　　张：8
字　　数：100千字
出版时间：2015年1月第 1 版
印刷时间：2015年1月第 1 次印刷
责任编辑：寿亚荷
封面设计：翰鼎文化/达达
版式设计：袁　舒
责任校对：周　文

书　　号：ISBN 978-7-5381-6051-2
定　　价：35.00元（赠光盘）

联系电话：024—23284370
邮购热线：024—23284502
E-mail:syh324115@126.com
http://www.lnkj.com.cn

前言

艾灸疗法已有五千多年的历史，是我们的祖先长期与疾病斗争中发展起来的防病治病方法。艾灸疗法预防和治疗疾病的范围广泛，作用独特，操作简单，携带方便，疗效确切，价格低廉，易学易懂，基本没有毒副作用，安全可靠，既可养生保健又可防病治病，这些突出优势使其在医学迅猛发展的今天，仍是百姓所喜爱的一种治疗方法，并不断焕发出新的生机和活力。艾灸疗法使用的材料，最早是树枝，后来发现“艾”不仅容易点燃，且有温通经络、祛风散寒、扶阳固脱、消瘀散结等药理作用，所以用艾作为灸的材料，得以广泛的应用。我国历代针灸医家在使用艾灸疗法后积累了丰富的经验并总结出多种操作方法，至今针灸医生和针灸爱好者都在应用。

艾灸疗法能够激发人体阳气，特别对虚寒性病症具有独特的治疗作用，正如李时珍在《本草纲目》中所云：“艾叶生则微苦太辛，熟则微辛太苦，生温熟热，纯阳也。可以取太阳真火，可以回垂绝元阳。”现代大量实验研究表明，艾灸疗法通过对施灸腧穴的温热刺激及艾燃烧时释放挥发油等多重作用，可对全身多系统发挥调整作用，进而实现抗炎、抗自由基、抗过敏、降脂、调节微循环、抗衰老等作用。因此，我们组织有关专家，编写了《艾灸助阳绝招》。

本书系统介绍了艾灸疗法，包括艾炷灸、艾条灸、温针灸、温灸器灸的各种艾灸方法。还介绍了艾灸的适应证、禁忌证和注意事项等。重点介绍了艾灸能扶助阳气、缓解各种症状、治疗常见病、缓解疼痛、美容美体等方法，包括疲劳、睡眠不好、精力减退、手足冰冷、大便不畅、感冒、慢性支气管炎、慢性胃炎、胆囊炎、心律失常、高血压、高血脂、肩周炎、颈椎病、腰痛等，对这些症状和疾病的取穴、操作方法、治疗时间、日常保健等进行了详细的介绍。配有光盘，光盘中介绍了艾灸疗法的动态演示，包括艾炷的做法、温针灸的做法以及各种疾病的取穴定位、穴位图示等。全书内容实用，可操作性强。

艾灸疗法助阳暖身、缓解疲劳的作用特色与现代社会人群亚健康状态难于治疗实现了高度契合，刚好可以发挥艾灸疗法的独特优势，愿所有的人都能阳气充盛，健康长寿。

编著者

2014年10月

目　录

第一章

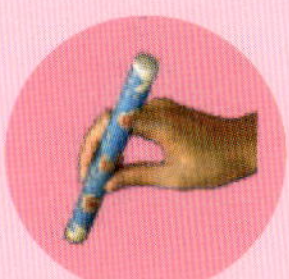

艾灸疗法简介

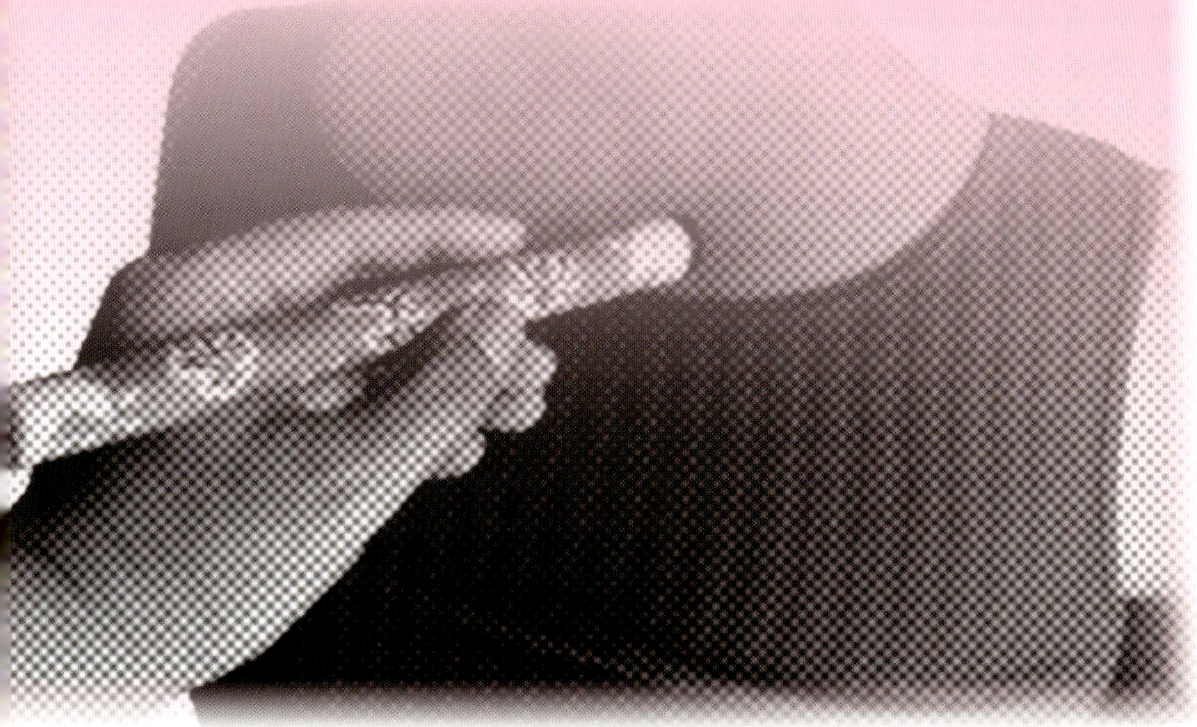

艾灸疗法是针灸学的重要组成部分，属于自然疗法范畴，是我国中医学宝库中的璀璨明珠，具有鲜明的民族特色。长期以来，灸法作为中华民族的伟大发明，为人类健康事业做出了巨大贡献。灸法是借助灸火的温热以及药物的作用，通过经络的传导，达到温经散寒、扶阳固脱、消瘀散结和防病保健的一种外治方法。事实表明，灸法具有诸多优点，如治疗病症范围广泛，作用独特；操作简单，携带方便，疗效确切，价格低廉，易学易懂；基本没有毒副作用；安全可靠，既可养生保健又可防病治病。这些突出优势使其在医学迅猛发展的今天，仍是百姓喜爱的一种治疗方法，并不断焕发出新的生机和活力。灸法也是民间传统疗法精华的集中体现，《灵枢·官能》云："针所不为，灸之所宜。"《医学入门》亦强调："凡病药之不及，针之不到，必须灸之。"均说明灸法可补针药之不足，是一种值得研究和大力推广的防治疾病、强身健体的外治方法。灸法历史悠久，源远流长，从灸法的发展历史来看，灸法起源于远古，形成于秦汉，发展于晋唐宋，成熟于明代，在清代有所衰落，于公元6世纪东渡日本，17世纪经日本传入欧洲，历经曲折，在现代获得极大发展，展示了广阔的前景。历代针灸名家大多提倡针、灸并用，且对灸法理论及实践多有创新，从而极大地丰富了灸法的内容。

艾灸疗法适宜治疗病症广泛，特别是对虚寒性病症具有独特的治疗作用，正如李时珍在《本草纲目》中所云："艾叶生则微苦太辛，熟则微辛太苦，生温熟热，纯阳也。可以取太阳真火，可以回垂绝元阳。"现代大量实验研究表明，艾灸疗法通过对施灸腧穴的温热刺激及艾燃烧时释放挥发油等多重作用，可对全身多系统发挥调整作用，进而实现抗炎、抗自由基、抗过敏、降脂、调节微循环、抗衰老等作用。

总之，艾灸疗法助阳暖身、缓解疲劳的作用特色与现代社会人群亚健康状态难于治疗实现了高度契合，刚好可以发挥艾灸疗法的独特优势，为人类健康做出新的更大的贡献。

下面介绍艾灸疗法的分类。

（一）艾炷灸

艾炷灸，是将纯净的艾绒放在平板上，用手搓捏成大小不等的圆锥形艾炷，置于施灸部位点燃而治病的方法。

1. **直接灸：**是将大小适宜的艾炷，直接放在皮肤上施灸的方法。古代常以阳燧映日所点燃的火来点燃艾炷，此火称明火，以此火点艾炷施灸称为明灸。若施灸时需将皮肤烧伤化脓，愈后留有瘢痕者，称为瘢痕灸；若不使皮肤烧伤化脓，不留瘢痕者，称为无瘢痕灸。

2. **间接灸：**又称隔物灸、间隔灸。是利用其他物品将艾炷与皮肤隔开施灸的一种方法。这样可以避免灸伤皮肤而致化脓，且火力温和，患者易于接受，临床上较直接灸为常用。

（1）隔姜灸：是用姜片做隔垫物而施灸的一种灸法。

操作方法：将鲜生姜切成厚约0.3厘米的片，太厚热力不易穿透，太薄容易灼伤皮肤。用三棱针在姜片中心处用针穿刺数孔，置施灸穴位上，再将中至大壮艾炷放于其上，点燃施灸。有些患者因鲜姜刺激，刚灸即感觉灼痛，这时候可将姜片略提起，待灼痛感消失重新放下再灸。若施灸一段时间后，患者诉灼热难耐，可将姜片向上提起，或更换艾炷再灸，以灸至肌肤内感觉温热、局部皮肤潮红湿润为度。医者应常掀起姜片查看，以防因患者感觉迟钝造成起疱。

（2）隔蒜灸：指用蒜做隔垫物而施灸的一种灸法。

操作方法：①隔蒜片灸：取新鲜独头大蒜，切成厚0.1～0.3厘米的蒜片，用针在蒜片中间刺数孔。放于穴区，上置艾炷施灸，每灸3～4壮后换蒜片，继续灸治。②

隔蒜泥灸：以新鲜大蒜适量，捣如泥膏状，制成厚0.2～0.4厘米的圆饼，大小按病灶而定。置于选定之穴区按上法灸之，但中间不必更换。

（3）隔盐灸：多用于神阙穴，用炒过的细净食盐填至略高于脐孔，上置大艾炷施灸。

操作方法：令患者仰卧，暴露脐部。取纯净干燥之细白盐适量，可炒至温热，纳入脐中，使与脐平。如患者脐部凹陷不明显者，可先在脐周围一个湿面圈，再填入食盐。如须再隔其他药物施灸，一般宜先填入其他药物（药膏或药末），再放盐。然后上置艾炷施灸，至患者稍感烫热，即更换艾炷。为避免食盐受火爆裂烫伤，可预先在盐上放一薄姜片再施灸。

（4）隔附子饼灸：是用附子做隔垫物施灸的一种灸法。

操作方法：将附子切细研末，以黄酒调和作饼，厚约0.4厘米，中间用针刺孔，于穴位上置艾炷灸之；亦可用生附子3份、肉桂2份、丁香1份，共研细末，以炼蜜调和制成0.5厘米厚的药饼，用针穿刺数孔，上置艾炷灸之。若附子饼被艾炷烧焦，可以更换后再灸，直至穴区皮肤出现红晕停灸。施灸时要注意，应选择较平坦不易滑落的部位或穴位处施灸；灸饼灼烫时可用薄纸衬垫其下，以防灼伤皮肤；对阴盛火旺及过敏体质者、孕妇均禁用附子饼灸。

（二）艾条灸

艾条灸疗法是用纯净的艾绒（或加入中药）卷成圆柱形的艾卷，点燃后烧灼或熏烤、熏熨体表穴位或患部，使局部产生温热或轻度灼痛的刺激，以调整人体的生理机能，提高身体抵抗力，从而达到防病治病目的的一种治疗方法。

施灸时将艾条悬放在距离穴位一定高度进行熏烤，不使艾条点燃端直接接触皮肤，称为悬起灸。若将点燃的艾条隔布或隔绵纸数层实按在穴位上，使热气透入皮肉，火灭热减后重新点火按灸，称为实按灸。

1. **悬起灸：**施灸时将艾条悬放在距离穴位一定高度进行熏烤，不使艾条点燃端直接接触皮肤，称为悬起灸。悬起灸根据实际操作方法不同，分为温和灸、雀啄灸和回旋灸。

（1）温和灸：是指将艾条燃着端与施灸部位的皮肤保持一定距离，在灸治过程中，使患者只觉有温热而无灼痛的一种艾条悬起灸法。

操作方法：施灸时将灸条的一端点燃，对准应灸的腧穴部位或患处，距皮肤2～3厘米，进行熏烤，使患者局部有温热感而无灼痛为宜，一般每处灸5～10分钟，至皮肤出现红晕为度。对于昏厥、局部知觉迟钝的患者，医者可将中、食二指分张，置于施灸部位的两侧，这样可以通过医者手指的感觉来测知患者局部的受热程度，以便随时调节施灸的距离和防止烫伤。

（2）雀啄灸：是指将艾条燃着的一端接近施灸部位，待其有灼痛感后迅速提起，如此一上一下如同雀啄的悬起灸法。

操作方法：施灸时，将艾条点燃的一端与施灸部位的皮肤并不固定在一定距离，而是像鸟雀啄食一样，一上一下活动地施灸，一般可灸5～10分钟，至皮肤红晕为度。操作时不可太接近皮肤，尤其是失去知觉或皮肤感觉迟钝的患者和小儿患者以防烫伤。

（3）回旋灸：回旋灸是指施灸时，艾卷点燃的一端与施灸部位的皮肤保持一定距离，向左、右方向移动或反复旋转的悬起灸法。

操作方法：施灸时，艾卷点燃的一端与施灸部位的皮肤虽然保持一定的距离，但不固定，而是向左、右方向移动或反复旋转地施灸。一般可灸20～30分钟，至皮肤红晕为度。

2. **实按灸：**若将点燃的艾条隔布或隔绵纸数层实按在穴位上，使热气透入皮肉，火灭热减后重新点火按灸，称为实按灸。

（1）太乙针灸：是应用药物艾条施灸穴位以治疗疾病的一种灸疗方法。本法是一种艾灸法，之所以称为“针”，是因为操作时，实按于穴位之上，类似针法之故。

操作方法：太乙针艾条是由艾绒和多味药物制成。用纯净细软的艾绒150克，平铺在40厘米见方的桑皮纸上。将人参125克，穿山甲250克，山羊血90克，千年健500克，钻地风300克，肉桂500克，小茴香500克，苍术500克，甘草1000克，防风2000克，麝香少许，共为细末，取药末24克掺入艾绒内，紧卷成爆竹状，外用鸡蛋清封固，阴干后备用。临床操作：施灸时，将太乙针艾条的一端烧着，用布7层包裹其烧着的一端，立即紧按于应灸的腧穴或患处，进行灸熨，针冷则再燃再熨。如此反复灸熨7～10次为度。

（2）雷火针灸：雷火针灸是应用药物艾条施灸穴位以治疗疾病的一种灸疗方法。本法是一种艾灸法，之所以称为“针”，是因为操作时，实按于穴位之上，类似针法之故。

操作方法：其制作方法与“太乙针灸”相同，唯药物处方有异，方用纯净细软的艾绒125克，沉香9克，乳香9克，羌活9克，干姜9克，穿山甲9克，麝香少许，共为细末。临床操作：施灸时，将雷火针的一端烧着，用布7层包裹其烧着的一端，立即紧按于应灸的腧穴或患处，进行灸熨，针冷则再燃再熨。如此反复灸熨7～10次为度。

（三）温针灸

温针灸是针刺与艾灸结合应用的一种方法，此灸法是在毫针刺入穴位后留针过程中，在针柄上插入艾卷施灸的一种灸法，是毫针针刺和艾卷灸的结合。

操作方法：将针刺入腧穴得气后并给予适当补泻手法而留针时，将纯净细软的艾绒捏在针尾上，或用艾条一段长约2厘米，插在针柄上，点燃施灸。待艾绒或艾条烧完后除去灰烬，将针取出。此法是一种简单易行的针灸并用方法，值得推广。若艾火灼烧皮肤发烫，可在穴位上隔一纸片，可稍减火力。当艾卷燃烧完时，除去残灰，稍停片刻再将针拔出。

（四）温灸器灸

温灸器又名灸疗器，是一种专门用于施灸的器具，用温灸器施灸的方法称温灸器灸。

操作方法：施灸时，将艾绒，或加掺药物，装入温灸器的小筒，点燃后，用手持柄将温灸器置于拟灸的穴位或患病部位来回熨烫，进行熨灸，直到所灸部位的皮肤红润为度。

第二章

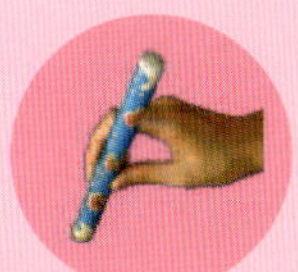

艾灸缓解症状

疲劳

疲劳，是指人自觉疲乏无力，一般在人们连续学习、工作等以后出现此种症状，是当代常见亚健康的表现症状之一。

中医认为，疲劳为元气耗伤和心理（情志）双重因素所引发，涉及五脏六腑，其中以肾、心、脾、肝为主。肾伤疲劳多因素体禀赋不足或久劳久病，身心疲惫所致；心伤疲劳多因谋虑过度，工作压力大、节奏快，噪音或紧张所致；脾伤疲劳多因饥饱失常、酒食过度，或忧愁思虑过多，或工作繁重杂乱，应酬频繁，形体劳役所致；肝伤疲劳多因酒食应酬过多，或工作压力大，或喜怒不节，精神抑郁，或疲劳过度，情绪心理的改变超过自身调节能力所致。

主要表现为自我感觉疲乏无力、虚弱，可伴有困倦、懈怠，头昏沉，常想坐卧，记忆力下降，不欲言语，常打哈欠等。

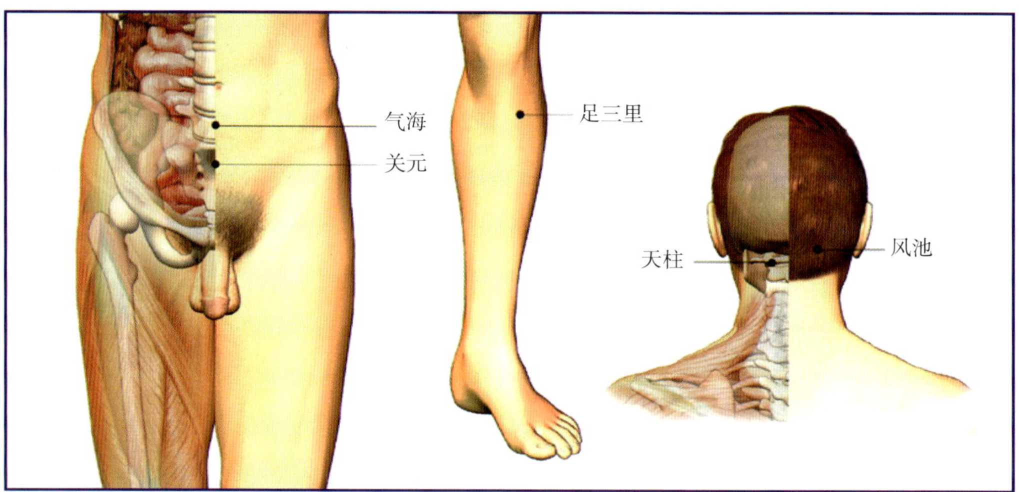

【取穴】

天柱：后发迹正中直上0.5寸，旁开1.3寸，斜方肌外缘凹陷中。

风池：胸锁乳突肌与斜方肌上端之间的凹陷中。

足三里：小腿外侧，外膝眼下3寸（约4横指）。

关元：脐下3寸（约4横指）。

气海：脐下1.5寸（约2横指）。

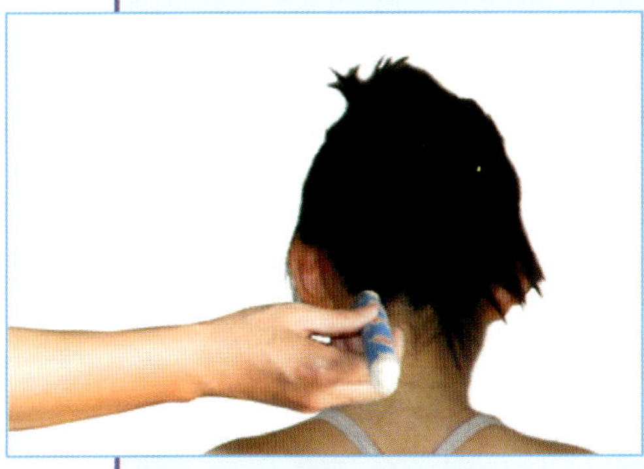

灸天柱

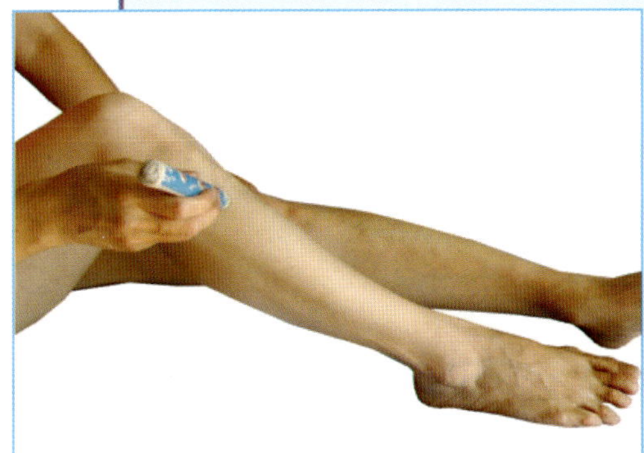

灸足三里

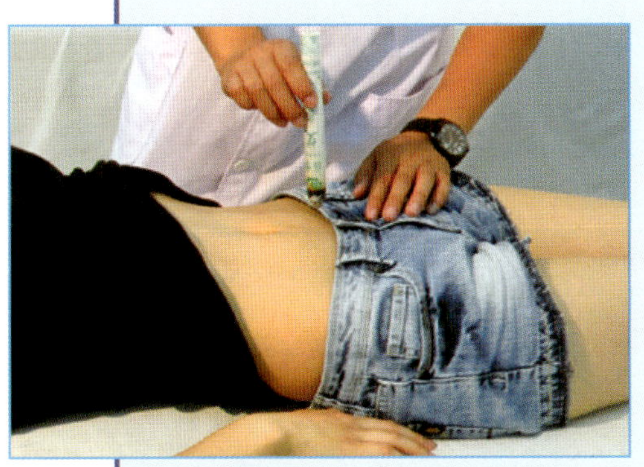

灸气海

【治疗方法】

1.温和灸或雀啄灸。天柱、风池穴各灸3分钟，足三里、关元、气海穴各灸5分钟。每日进行1次，以被施灸者感到施灸处温热为宜，局部皮肤可有微红现象。10日为1疗程，疗程间休息2、3日。

2.隔物灸。自觉体质虚弱者可选择用姜片、蒜片等对主穴进行隔物灸，每穴3～6壮，以自觉温热为宜，勿令疼痛，局部皮肤可有发红现象。每日进行1次，6日为1疗程，疗程间休息2、3日。

【日常保健】

1.出现疲劳时应及时休息，保证充足的睡眠时间，可以热水浴缓解疲劳。

2.常练太极拳，可预防及一定程度上缓解疲劳。

3.保持平日心情舒畅，养成良好的生活习惯，如不要熬夜、不过度劳作等，要劳逸结合。

4.饮食忌肥甘厚腻，摄入足量的维生素和铁质。肥胖者宜饭后半小时后适当散步，脑力劳动者建议早饭后食用一点儿坚果。

精力减退

精力，通俗来讲指精神气力。精力减退，是当代常见的亚健康的表现症状之一，是指人自觉较以往乏累，甚至出现体质下降等症状，但现代医学检查一般无异常。主要表现为自觉乏累，精神委顿，全身不适，还可伴有对周围很多事物无兴趣或不关心，记忆力下降，默默不欲言语，寡欢，懒怠少动甚至失眠，耳鸣耳聋，体质下降等。

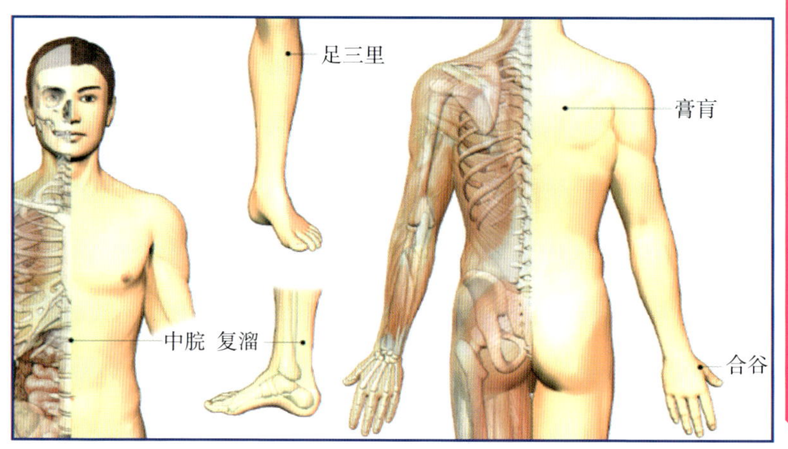

【取穴】

合谷：手背，第1、2掌骨间，第2掌骨桡侧的中点处。

复溜：内踝尖与跟腱连线中点，该点上2横指。

中脘：脐上4寸，脐与胸剑结合点连线的中点。

膏肓：第4胸椎棘突下旁开3寸。

足三里：小腿外侧，外膝眼下3寸（约4横指）。

【治疗方法】

1.温和灸或雀啄灸。合谷、复溜、中脘各施灸3分钟，膏肓、足三里各施灸 5 分钟，以被施灸者感到施灸处温热为度，局部皮肤可有微红现象。每日进行1次，10日为1疗程，疗程间休息2、3日。

2.隔物灸。自觉体质虚弱者可选择用附子饼、蓖麻仁等温补类药物对主穴进行隔物灸，每穴3～6壮，以自觉温热为宜，勿令疼痛，局部皮肤可有发红现象。每日进行1次，6 日为1疗程，疗程间休息2、3日。

【日常保健】

1.保证睡眠时间。饮食忌肥甘厚腻，宜清淡。

2.平日保持心情舒畅，坚持日常适度锻炼以增强体质，可适当参加文娱活动。不要思虑过度，可进行适当的心理辅导以舒缓压力。

睡眠不好

睡眠不好在医学中被称为失眠或不寐，是指无法入睡或无法保持睡眠状态，导致睡眠不足。又称入睡和维持睡眠障碍，包括入睡困难、睡眠深度不足、频度过短、早醒及睡眠时间不足或质量差等。表现为入睡困难，不能熟睡，睡眠时间减少，或早醒，醒后无法再入睡，以及睡梦较多，噩梦连连，频频从噩梦中惊醒，醒后仍觉疲劳。或可见对灯光、声音敏感，易被惊醒。一般伴有面色不华，神疲乏力，头晕目眩，记忆力减退等。

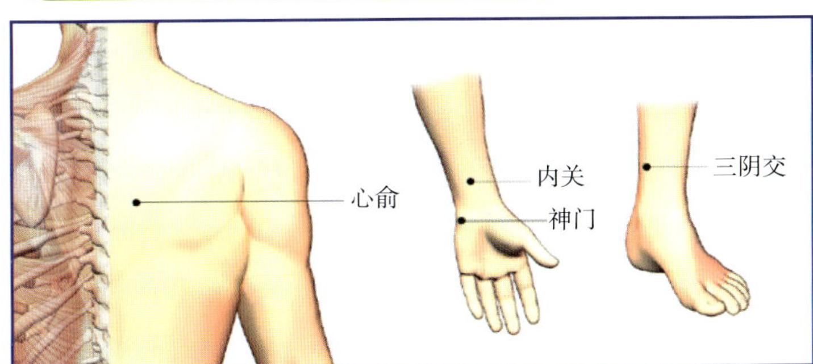

【取穴】

心俞： 第5胸椎棘突下旁开1.5寸。

神门： 腕关节掌侧第一横纹内侧端（近小指侧）取穴。腕掌侧横纹尺侧端，尺侧腕屈肌腱的桡侧凹陷处。

内关： 前臂掌侧，腕横纹上2寸，掌长肌腱与桡侧腕屈肌腱之间。

三阴交： 内踝上3寸（约4横指）。

【治疗方法】

1.温和灸，诸穴各灸5分钟，每日1次，7日为1疗程。

2.气虚或阳虚者可用隔姜灸，每穴用中、小艾炷灸3～5壮，每日1次，3～5次为1疗程。

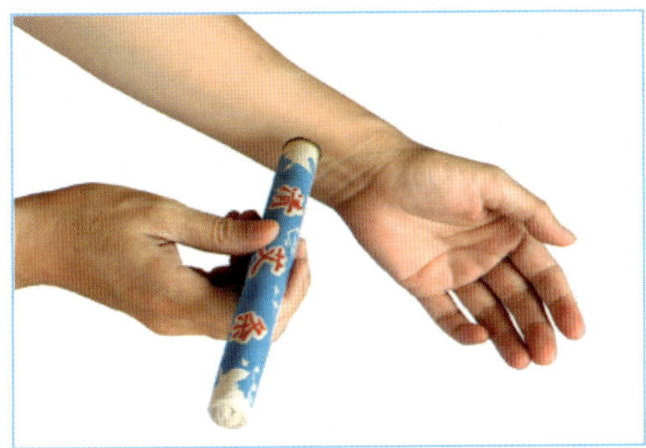

灸内关

【日常保健】

失眠患者睡前不宜饮用咖啡、茶等有兴奋作用的饮料，睡前不宜饮水过多，并养成良好的生活起居习惯。

晕车、晕船

晕车、晕船，是指人在乘坐车、船时，经受不规则震动、摇晃等的刺激，出现眩晕、恶心甚至呕吐等不适症状。主要表现为头晕眼花，恶心甚至呕吐，烦闷，无力，还可伴有头痛，面色苍白，出冷汗，甚至突然昏倒等。

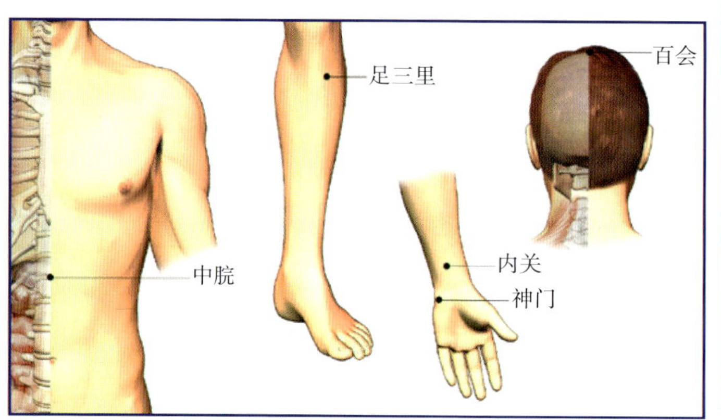

【取穴】

百会：两耳尖连线中点。

中脘：脐上4寸，脐与胸剑结合点连线的中点。

内关：前臂掌侧，腕横纹上2寸，掌长肌腱与桡侧腕屈肌腱之间。

足三里：小腿外侧，外膝眼下3寸（约4横指）。

神门：腕关节掌侧第一横纹内侧端（近小指侧）取穴。腕掌侧横纹尺侧端，尺侧腕屈肌腱的桡侧凹陷处。

【治疗方法】

1.温和灸。每穴施灸5分钟，每日进行1次，出行前施灸即可。

2.隔盐灸神阙穴。取枣核大艾炷，每穴施灸1壮，疗程同上。如果因晕车、晕船等导致突然昏倒，此法也可应急使用，直至患者苏醒为止。

3.特殊疗法。在出行前用贴膏如麝香贴膏、伤湿止痛膏等贴神阙穴。

【日常保健】

1.乘车、船前避免空腹、过饱、口渴、睡眠不足等。可在乘坐交通工具前半小时按说明服用乘晕宁之类预防药物。

2.平日保持心情舒畅，坚持日常适度锻炼以增强体质。

3.易发生本症者，要尽量乘坐空间相对宽阔、空气流通较好、颠簸小的交通工具。

听力下降

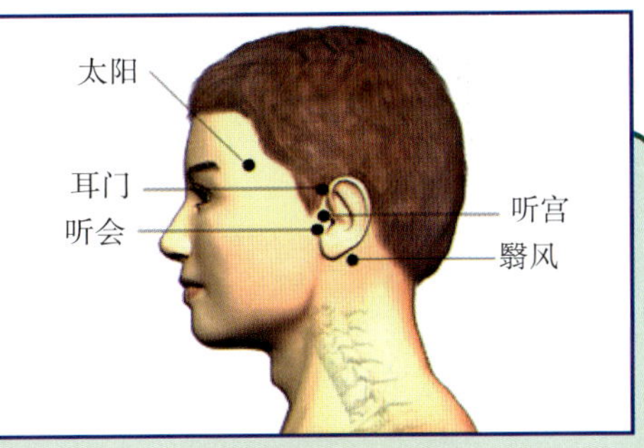

临床上可引起听力下降的病因有很多，如耳鸣、耳聋、耵聍栓塞、鼓膜穿孔、中耳炎、听骨链中断、梅尼埃病、先天性耳聋等均可引起听力不同程度的下降甚至耳聋。表现为猝然耳鸣或耳聋、耳鸣并见。耳鸣如潮涌，或如雷鸣，或如蝉鸣，夜间加重。耳聋是以听力减退或丧失，且多伴耳鸣，轻度或暂时性眩晕。

【取穴】

耳门：耳屏上切迹的前方，下颌骨髁突后缘凹陷处。

听宫：面部耳屏前，张口时呈凹陷处。

听会：耳屏间切迹的前方，下颌骨髁突后缘凹陷处。

翳风：耳垂后方，乳突与下颌角之间凹陷处。

太阳：眉梢与目外眦之间，向后1横指的凹陷处。

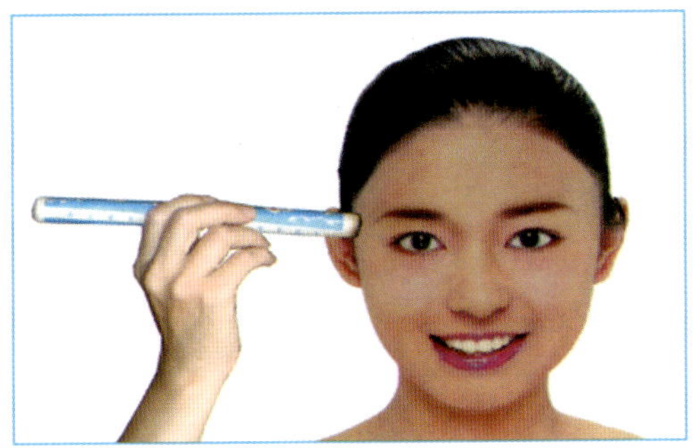

灸太阳

【治疗方法】

1.温和灸。诸穴各灸5分钟，每日1次，7日为1疗程。

2. 先天不足或肾精亏虚者可用隔姜灸，每穴用中、小艾炷灸3~5壮，每日1次，3~5次为1疗程。

【日常保健】

1.耳鸣、耳聋属难治性疾病，发病后应及时治疗，应对原发病积极治疗。

2.远离嘈杂喧闹的环境，避免长时间使用耳机(尤其是入耳式耳机)及过大音量使用，并保持良好的心态。

3.保持用耳卫生，避免经常挖耳。

近视

近视是以视近物清楚，视远物模糊为主要表现的眼病，包括假性近视和真性近视。现代多见于青少年。眼底没发生病理改变的，称假性近视，也称调节性近视；视力不稳定，休息一段时间可能转好，再看近时又可变坏。若眼底发生病理改变，称真性近视。只能看近，不能看远，很难自我调整恢复，与假性近视有本质的不同，但假性近视也可发展成真性近视。近视不经保健治疗及恢复，严重的可发展为弱视。好发于青少年。

【取穴】

太阳：眉梢与目外眦之间，向后1横指的凹陷处。

光明：小腿外侧，外踝尖上5寸，腓骨前缘。

肝俞：第9胸椎棘突下旁开 1.5寸。

合谷：手背，第 1、2掌骨间，第2掌骨桡侧的中点处。

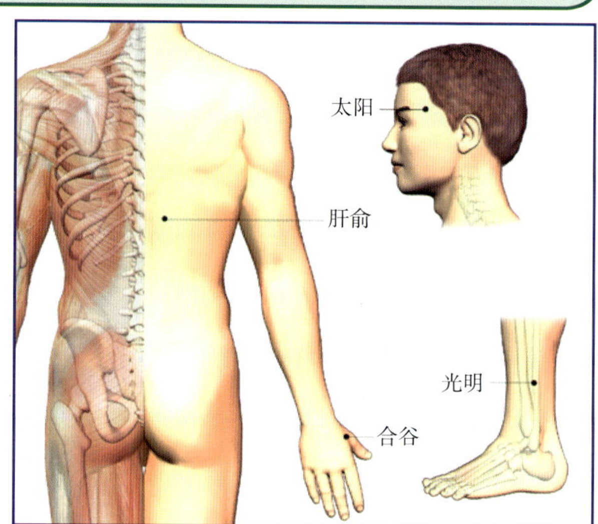

【治疗方法】

温和灸。每穴施灸5分钟，每日进行1次，以被施灸者感到施灸处温热为宜，局部皮肤可有微红现象。10日为1疗程，疗程间休息2、3日。

【日常保健】

1.保证充足的睡眠时间。

2.养成良好的用眼习惯。如不在乘车、走路、卧床和在太阳光直射下或暗光下阅读或写字；读写时姿势要端正；注意用眼时光线要强弱适度；减少视力负荷，1次连续近距离用眼时间不应过长，用眼45分钟左右应休息10分钟左右并看远，调节松弛。

3.开展体育锻炼，增加室外活动。

远视

远视是以视远物清楚，视近物模糊为主要表现的眼病。中老年人多见。主要表现为视物能力下降，看远物清楚，视近物模糊，甚或视物无论远近都不清晰。

【取穴】

太阳：眉梢与目外眦之间，向后1横指的凹陷处。

合谷：手背，第1、2掌骨间，第2掌骨桡侧的中点处。

肾俞：第2腰椎棘突下旁开1.5寸。

肝俞：第9胸椎棘突下旁开1.5寸。

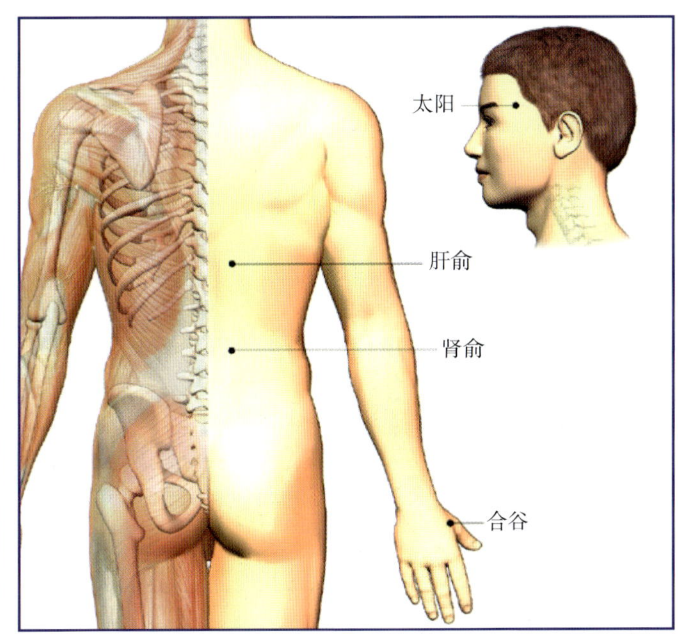

【治疗方法】

温和灸。每穴施灸5分钟，每日进行1次，以被施灸者感到施灸处温热为宜，局部皮肤可有微红现象。10日为1疗程，疗程间休息2、3日。

【日常保健】

1.保证充足的睡眠时间。

2.注意科学用眼，避免眼肌疲劳。

3.开展体育锻炼，增加室外活动。

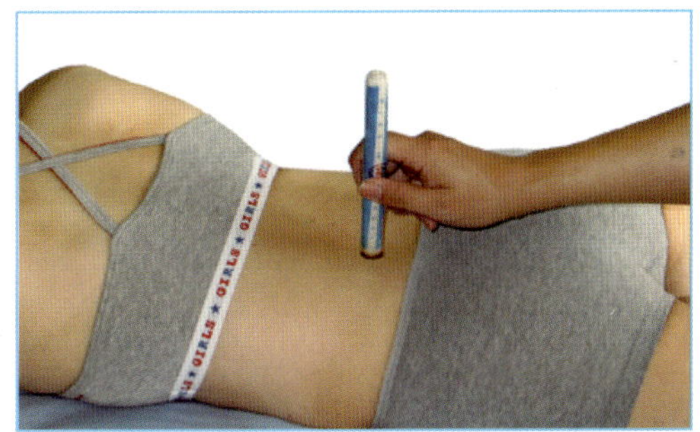

灸肾俞

手足冰冷

手足冰冷指手足发凉。特别是天气一冷，就感觉全身发冷，尤其手脚冰凉得难以忍受。主要表现为手足冰冷，可伴有全身发冷，四肢凉，腰腿酸软疼痛或冷痛，女性小腹发凉，痛经等多种症状。

【取穴】

足三里：小腿外侧，外膝眼下3寸（约4横指）。

涌泉：足底前 1/3处，足趾跖屈时呈凹陷处。

命门：坐位，身体两侧高骨（髂嵴）连线与脊柱相交所在的椎体为第4腰椎，向上推两个椎体，即第2腰椎棘突下凹陷处是穴。

关元：脐下3寸（约4横指）。

大椎：颈部最高骨、第7颈椎棘突下。

内关：腕关节掌侧第 1横纹中点直上约2横指处，与外关相对，用力按压有酸胀感。

劳宫：屈指握拳，第2、3掌骨之间，中指尖处是穴。

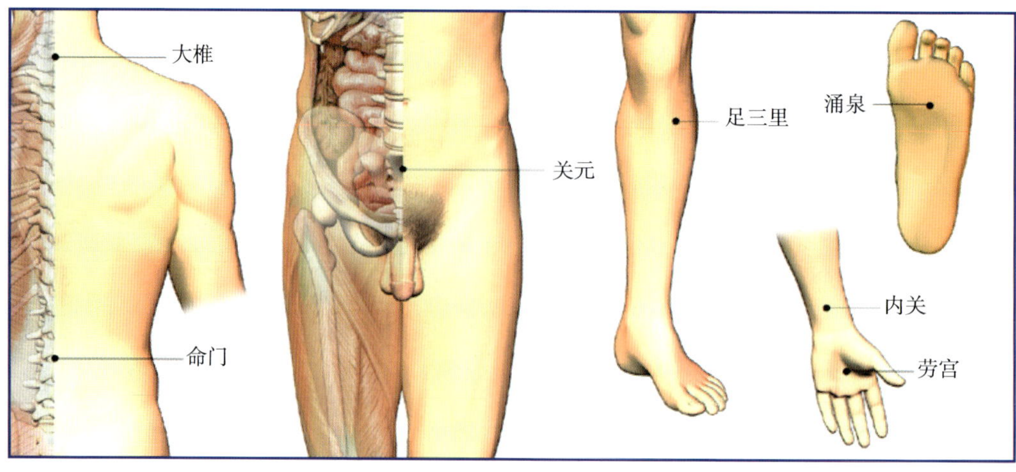

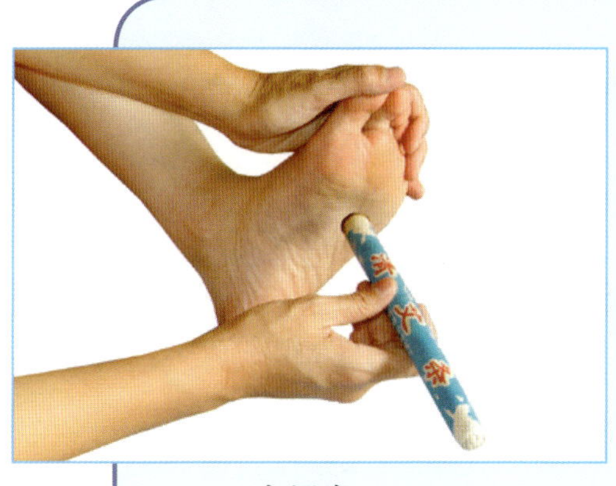

灸涌泉

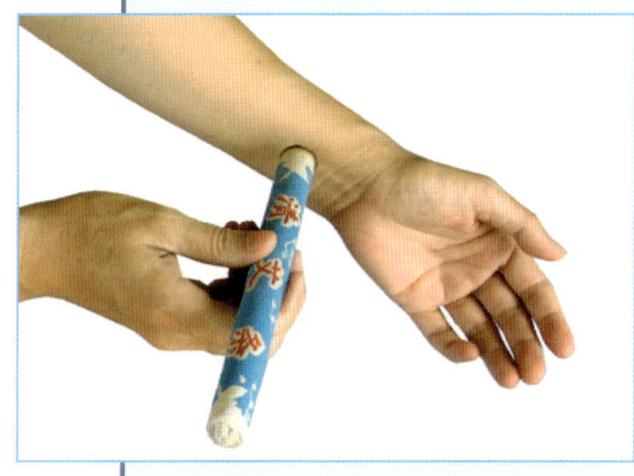

灸内关

【治疗方法】

1.温和灸。每穴施灸5分钟，每日进行1次，以被施灸者感到施灸处温热为宜，局部皮肤可有微红现象。10日为1疗程，疗程间休息2、3日。

2.隔物灸。可选择用附子饼依据自身情况对上述部分穴位进行隔物灸，每穴3～6壮，以自觉温热为宜，勿令疼痛，局部皮肤可有发红现象。每日进行1次，6日为1疗程，疗程间休息2、3日。

【日常保健】

1.注意保暖。不仅手脚局部的保暖，还要注意颈背的防护，可以避免外界寒邪侵袭，防止更加损伤阳气。平时不要穿太紧的衣服，衣服过紧会阻碍血液循环。

2.开展体育锻炼，增加室外活动。多做手足和腰部的活动，以加强血液循环。

3.不要给自己太大压力，学会合理减压以及释放负面情绪。

4.饮食宜多吃促进血液循环和温补类食物，少吃寒凉性的食物或者水果，多吃坚果。另外，还可以适当吃辛辣食物，以及饮用红茶如大红袍等，都具有较好的御寒作用。饮食选择请以自身情况为准。

大便不畅

大便不畅指人体不能顺利排便，严重可发展成排便困难甚至便秘。主要表现为排便不顺利，可伴有腹胀，疲倦无力，轻度厌食，烦躁，腹中寒冷，四肢凉，腰膝酸软，怕冷等症状。

【取穴】

足三里：小腿外侧，外膝眼下3寸（约4横指）。

天枢：坐位或仰卧位，肚脐旁开约2横指处，按压有酸胀感。

大肠俞：坐位，身体两侧高骨（髂嵴）连线与脊柱相交所在的椎体为第4腰椎，第4腰椎棘突下凹陷，旁开约2横指（食、中指）处是穴。

上巨虚：小腿外侧，足三里下3寸（约4横指）。

支沟：腕背横纹中点直上约3横指处。

腹结：下腹部，脐下1.3寸，距前正中线4寸。

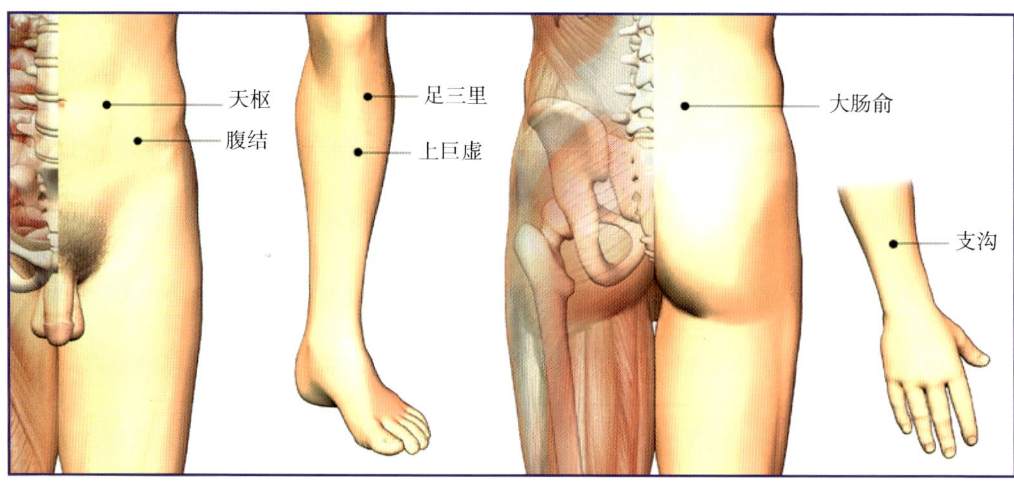

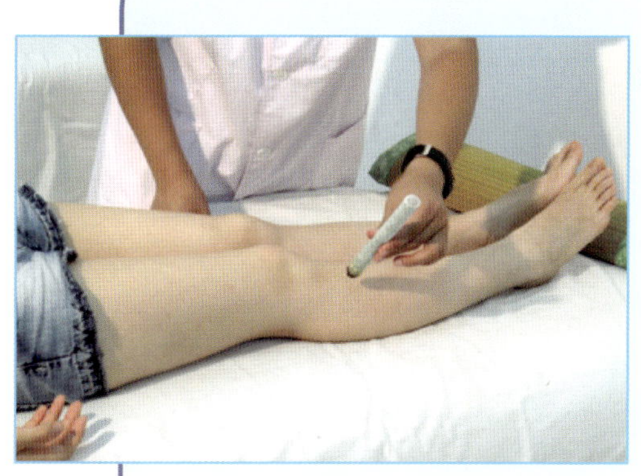

灸足三里

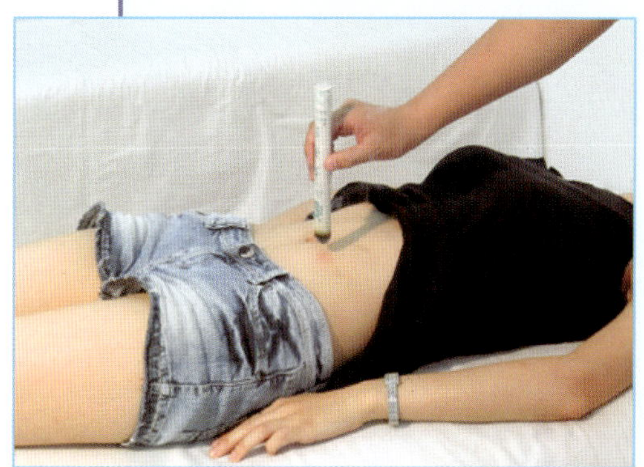

灸天枢

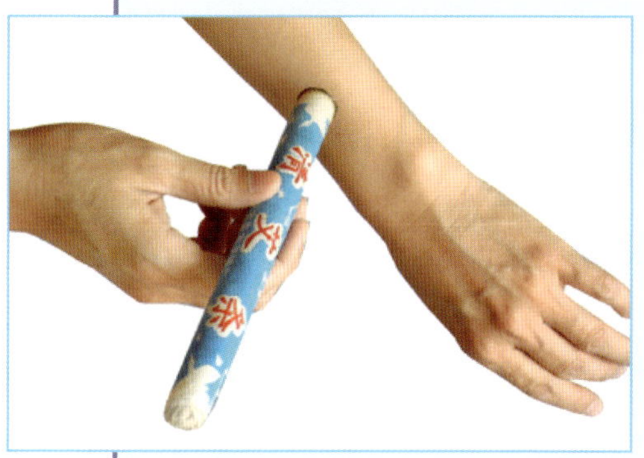

灸支沟

【治疗方法】

1.温和灸。每穴施灸5分钟，每日进行1次，以被施灸者感到施灸处温热为宜，局部皮肤可有微红现象。灸至通便即可。6日为1疗程，疗程间休息2、3日。

2.隔物灸。可选择用隔盐灸或隔附子灸，每穴3～6壮，以自觉温热为宜，勿令疼痛，局部皮肤可有发红现象。每日进行1次，6日为1疗程，疗程间休息2、3日。

【日常保健】

1.艾灸治疗大便不畅，尤其是对于体质较弱或有寒冷感、怕冷的人群有很好的疗效，可以达到调理脾胃，疏通肠道以及增强体质、驱寒固本的效果。养成定时排便的习惯。

2.不要久坐不动，开展体育锻炼，增加室外活动，以促进肠蠕动进而促进排便。

3.保持心情舒畅，学会合理减压。饮食宜多吃蔬果。

麻将综合征

麻将综合征是指由于打麻将或打牌时久坐不动而引发腰肌劳损、神经衰弱、消化不良等一系列不适症的总称。主要表现为颈肩腰背僵硬酸痛或疼痛，下肢麻木甚至肌肉萎缩，头晕目眩，易疲倦，视物不清，记忆力下降甚至判断力减弱，食欲不振，恶心呕吐，胸闷，排便不畅甚至便秘等症状。

【取穴】

神门：腕关节掌侧第1横纹内侧端（近小指侧）取穴。

内关：腕关节掌侧第1横纹中点直上约2横指处，与外关相对，用力按压有酸胀感。

风池：耳后乳突尖端稍内上方凹陷处，当胸锁乳突肌与斜方肌上端之间的凹陷中取穴。

风府：在项部，后发际正中直上1寸。

百会：头部正中，两耳尖连线的交点处取穴。

心俞：第5胸椎棘突下凹陷，旁开约2横指（食、中指）处是穴。

厥阴俞：第4胸椎棘突下凹陷，旁开约2横指（食、中指）处是穴。

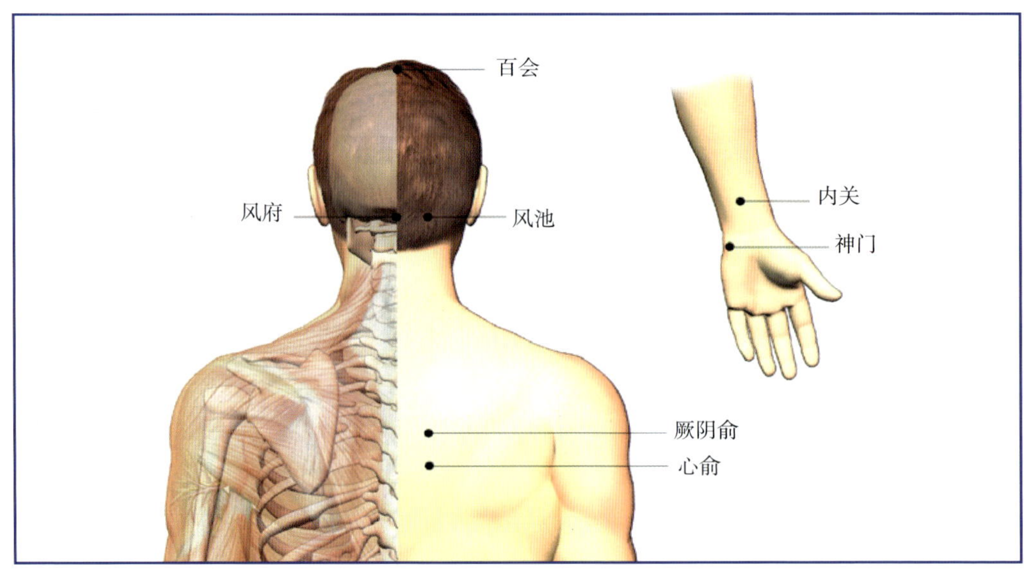

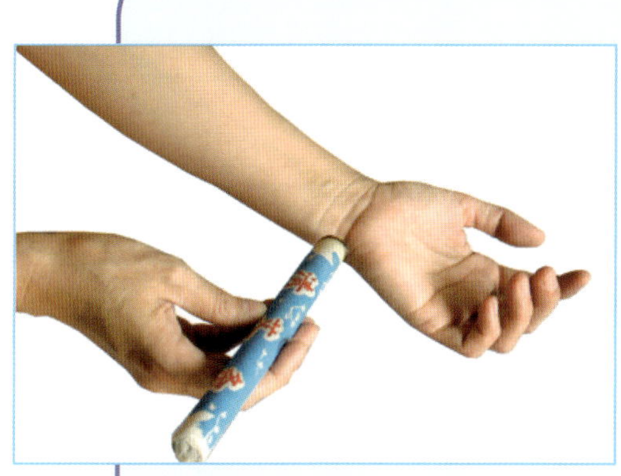

灸神门

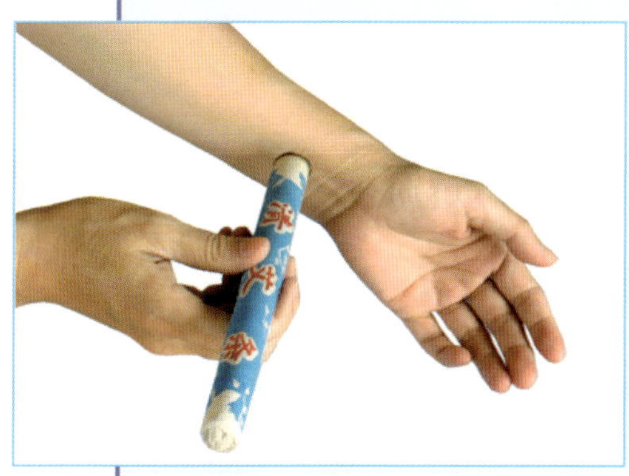

灸内关

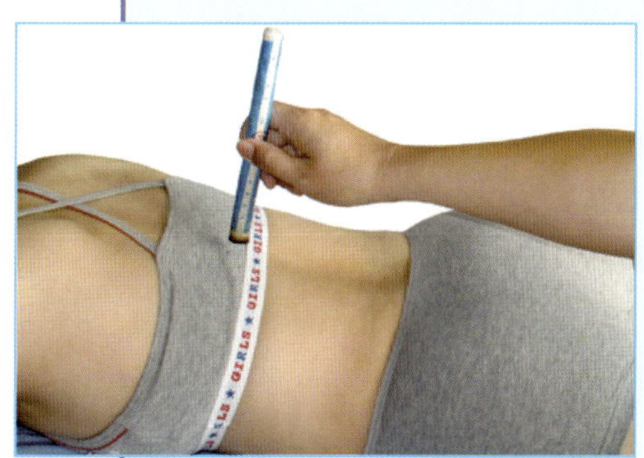

灸心俞

【治疗方法】

温和灸。每穴施灸3分钟，每日进行1次，以被施灸者感到施灸处温热为宜，局部皮肤可有微红现象。10日为1疗程，疗程间休息2、3日。

【日常保健】

1.有高血压、高血糖、冠心病以及长期抽烟、喝酒的人群，尤其是老年人，不可长时间打牌。

2.艾灸治疗麻将综合征，可以舒筋活络，促进气血运行，缓解酸痛僵硬甚至疼痛感，缓解疲劳，帮助调养心神。

3.麻将的局面千变万化，使参与者大脑紧张，精神难以松弛，情绪急剧波动，这是造成和引发神经衰弱、高血压、中风、心肌梗死等疾病的主要原因。

4.麻将牌是肝炎、结核、红眼病和其他多种接触性感染性传染病的一大传播媒介。

5.增加运动锻炼，每次打麻将时间不宜超过2小时。切忌废寝忘食，一旦迷恋，身心两亏。

空调综合征

空调综合征俗称空调病，是指长时间在空调环境下工作生活，因空气不流通，环境得不到改善，空调居室的低温环境刺激机体，引起皮肤干燥，畏寒不适，疲乏无力，头痛咽痛，肌肉酸痛，手足麻木，胃肠道不适等一系列不适的总称。好发于夏季。

【取穴】

太冲：由第 1、2趾间交叉处向足背上推，至其两骨联合缘凹陷中（约交叉处上2横指）处，即是本穴。

巨阙：上腹部，前正中线上，脐上6寸。

关元：脐下3寸（约4横指）。

神门：腕关节掌侧第 1横纹内侧端（近小指侧）取穴。腕关节掌侧第 1横纹内侧端（近小指侧）取穴。

风池：耳后乳突尖端稍内上方凹陷处，当胸锁乳突肌与斜方肌上端之间的凹陷中取穴。

百会：头部正中，两耳尖连线的交点处取穴。

心俞：第5胸椎棘突下凹陷，旁开约2横指（食、中指）处是穴。

足三里：小腿外侧，外膝眼下3寸（约4横指）。

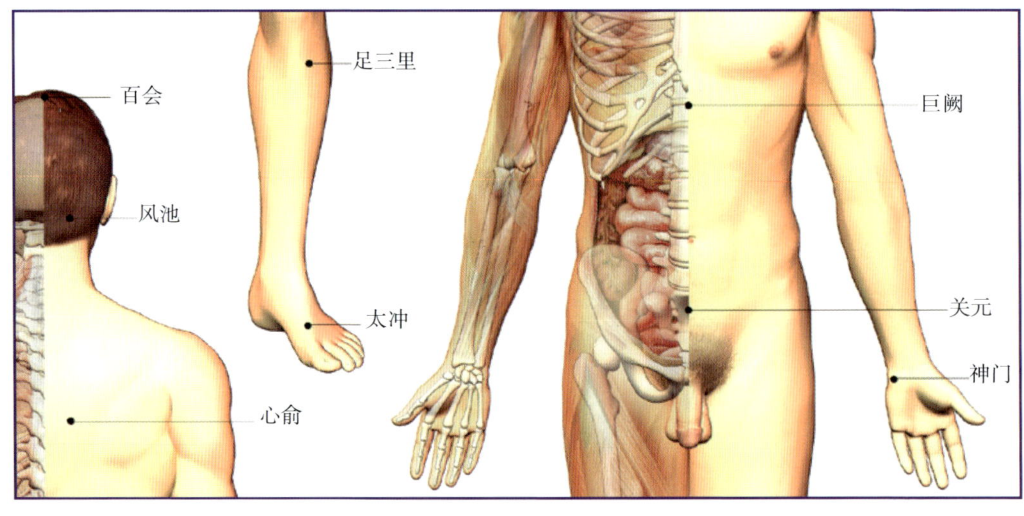

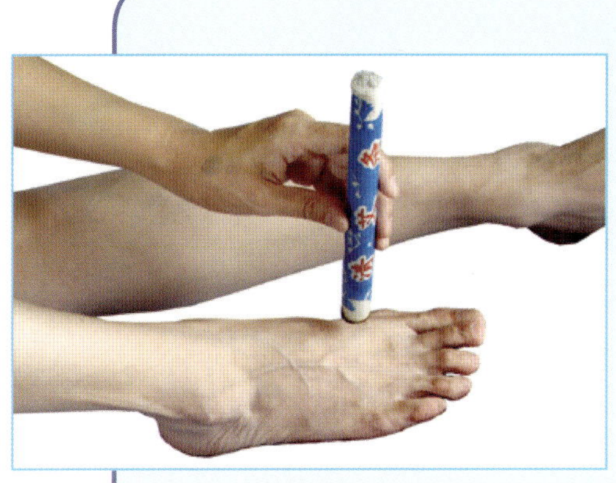
灸太冲

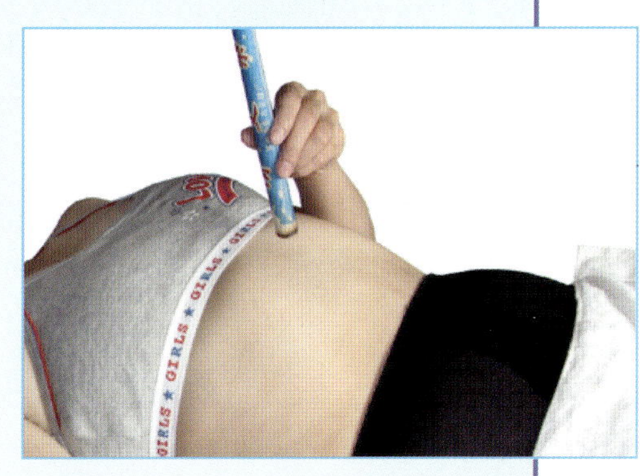

灸巨阙

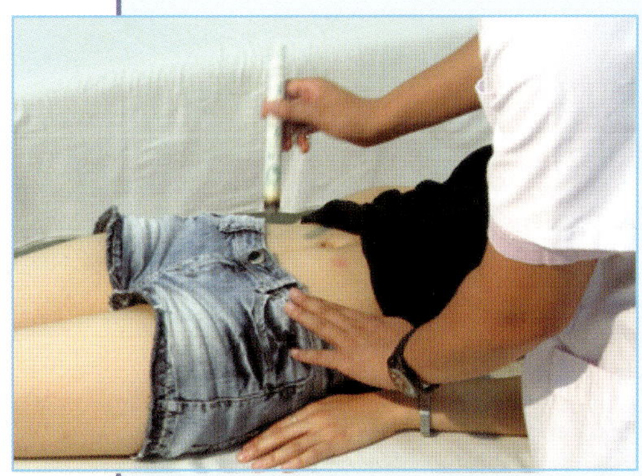
灸关元

【治疗方法】

温和灸。每穴施灸3分钟，每日进行1次，以被施灸者感到施灸处温热为宜，局部皮肤可有微红现象。10日为1疗程，疗程间休息2、3日。

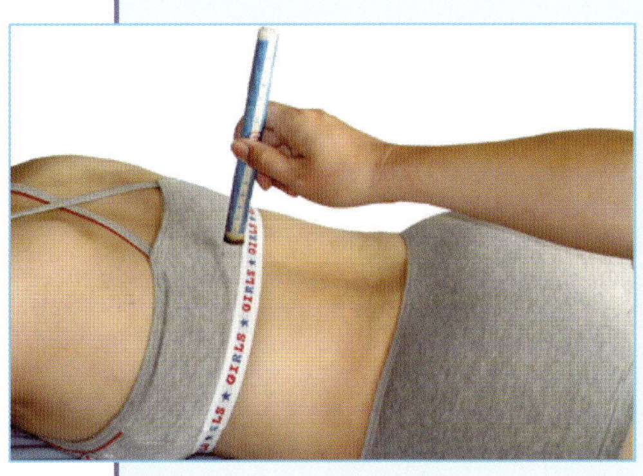

灸心俞

【日常保健】

1.定期开放门窗，保证空气流通及清新，有条件可定期进行室内空气消毒。睡觉时最好关闭空调。

2.增加户外活动，锻炼身体，增强抗病能力。

电视综合征

电视综合征俗称电视病，是由于长时间看电视而引起的眼部不适，头痛，消化系统异常等一系列不适症的总称。平均每天连续看电视 3 小时以上的人极有可能患上电视综合征。主要表现为眼干、视力减退，头痛，焦虑，可伴有失眠，下肢不适，尾骨疼痛，或有肥胖，感冒等症状。

【取穴】

肝俞：第9胸椎棘突下凹陷处，旁开约2横指（食、中指）处。

风池：耳后乳突尖端稍内上方凹陷处，当胸锁乳突肌与斜方肌上端之间的凹陷中取穴。

太阳：眉梢与目外眦之间，向后 1横指的凹陷处。

四白：在面部，直视前方，瞳孔直下，沿眼眶向下约半横指，可触及一凹陷，按之酸胀。

百会：头部正中，两耳尖连线的交点处取穴。

膻中：身体前正中线上，两乳头连线中点处是穴。

内关：腕关节掌侧第 1横纹中点直上约 2 横指处，与外关相对，用力按压有酸胀感。

期门：剑突下端旁开4寸（约 4 横指半）。

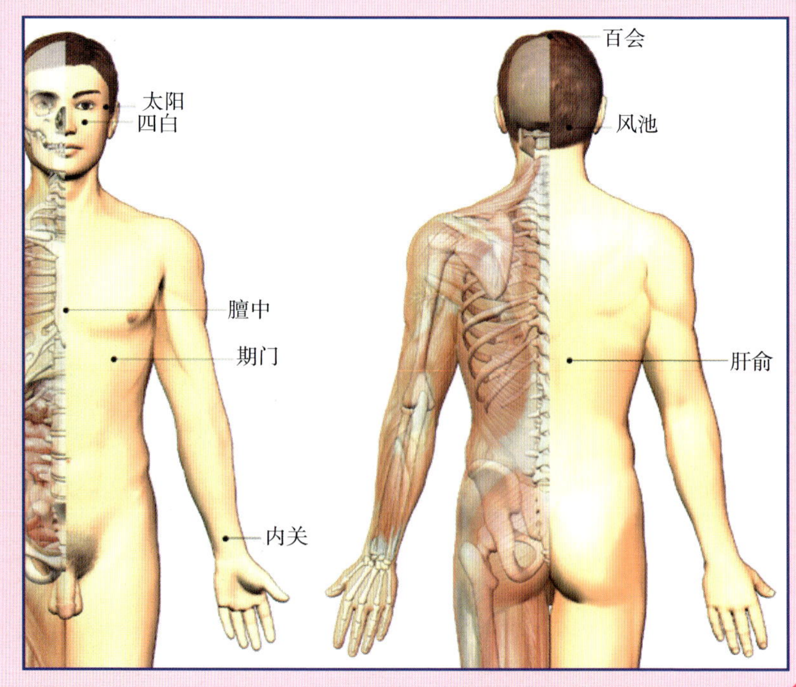

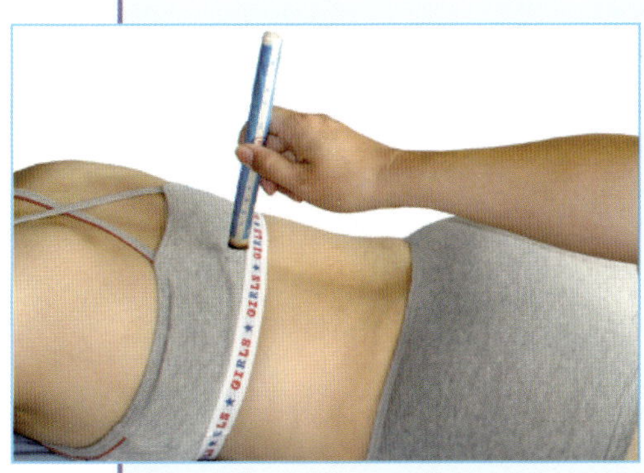

灸肝俞

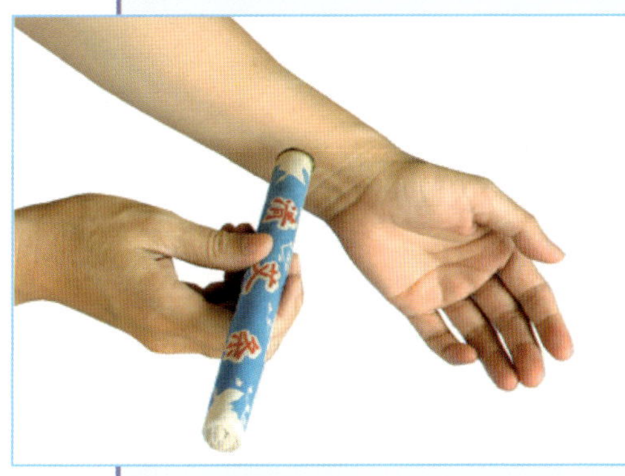
灸内关

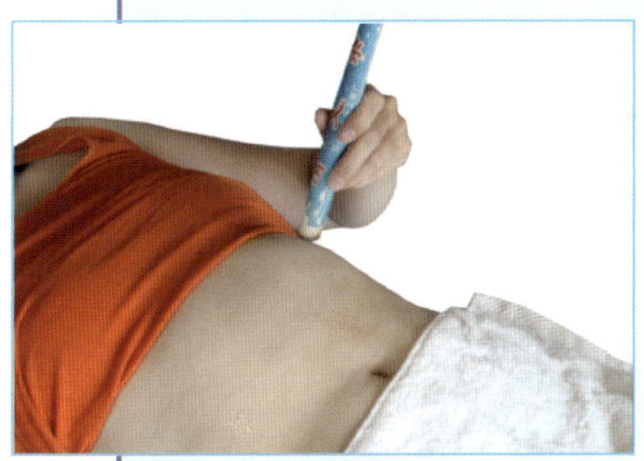
灸期门

【治疗方法】

温和灸。风池、太阳、四白、百会穴各施灸3分钟，肝俞、膻中、内关、期门穴各施灸5分钟，每日进行1次，以被施灸者感到施灸处温热为宜，局部皮肤可有微红现象。10日为1疗程，疗程间休息2、3日。

【日常保健】

1.看电视时应保持室内空气流通，以便驱散电视荧光屏所产生的有毒气体，避免对人体健康造成危害。看完电视应及时洁面，避免皮肤病。

2.看电视时，最好坐在椅子上，高低要适中，在节目的间隔时间，应站起来走动走动或者变换一下姿势。

3.饮食多食含维生素A和蛋白质丰富的食物。不要边看电视边吃饭或吃完饭马上看电视，否则会影响人体消化吸收功能。

手机综合征

手机综合征是指因人们经常使用手机所导致的一系列不适症状的总称，包括视力下降，颈肩肘腕关节炎，甚至脑瘤等，以及人际交往能力下降和一些心理问题。主要表现为眼睛容易疲劳，近距视物不清，注意力不集中，焦虑，颈、肩、肘、腕关节酸麻胀痛屈伸不利，可伴有眼睛黑蒙、重影、流泪、怕光、分泌物增多、暗适应不良等，或使近视度数增加等症状。

【取穴】

合谷：拇、食二指合拢，肌肉隆起最高处是穴。

太阳：眼外角外侧，距眼外角约1横指。

四白：在面部，直视前方，瞳孔直下，沿眼眶向下约半横指，可触及一凹陷，按之酸胀。

天柱：取坐位，触摸颈后部，有两条大筋（斜方肌），在该大筋的外侧缘、后发际缘可触及一凹陷，按压有酸胀感。

百会：头部正中，两耳尖连线的交点处取穴。

大椎：颈部最高骨、第7颈椎棘突下。

曲池：屈肘90°角，肘横纹外侧端外凹陷中即是本穴。

肝俞：第9胸椎棘突下凹陷，旁开约2横指（食、中指）处是穴。

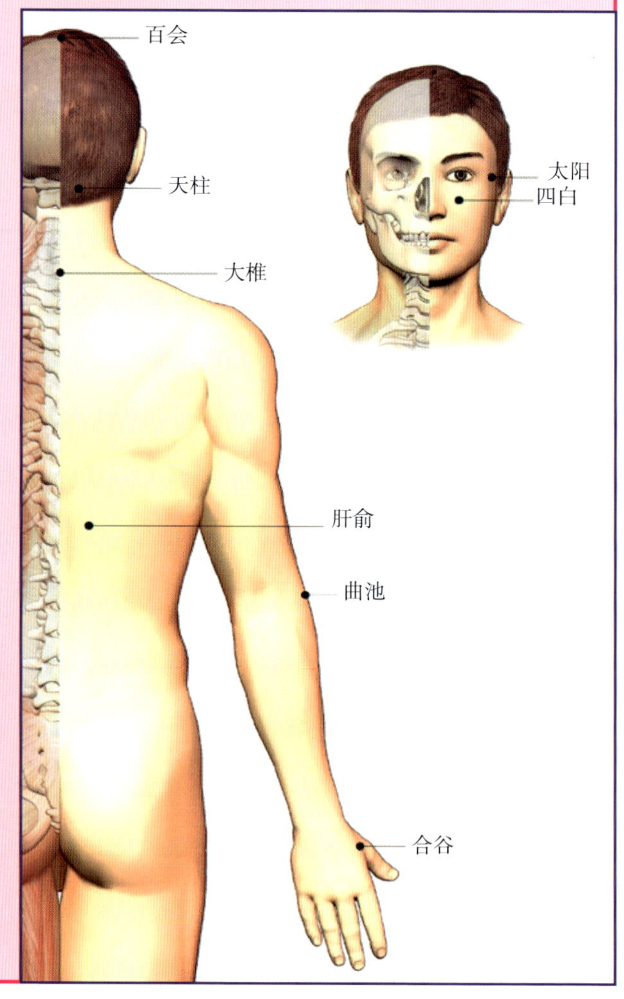

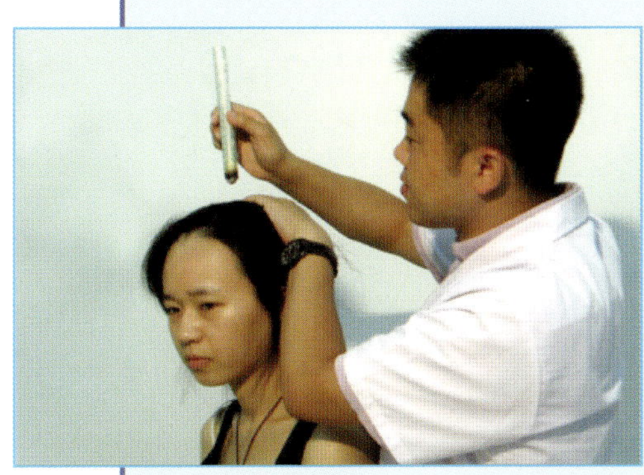

灸百会

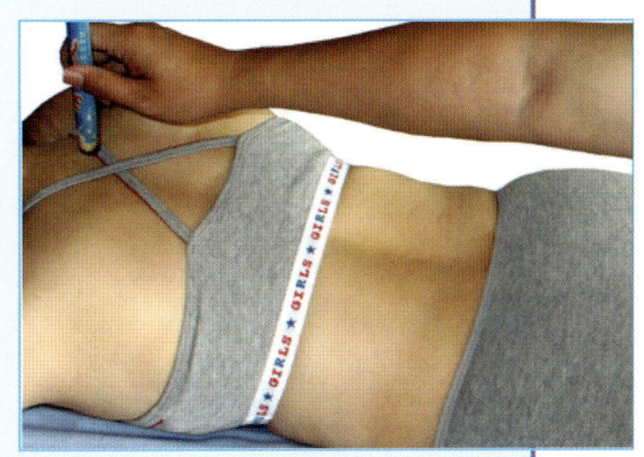

灸大椎

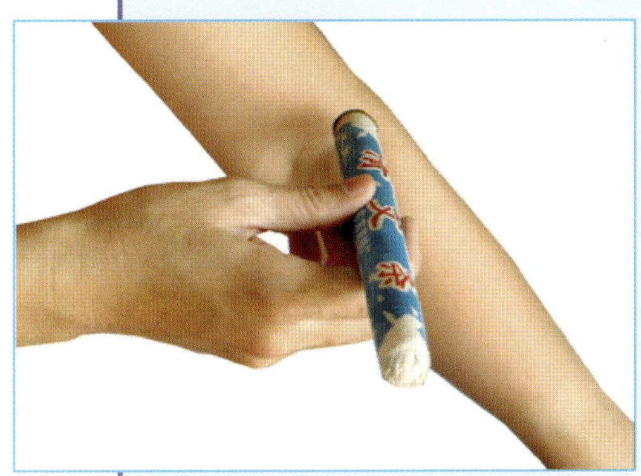

灸曲池

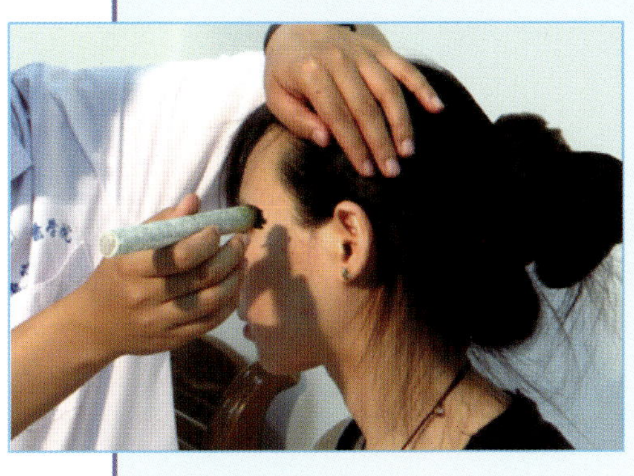

灸太阳

【治疗方法】

温和灸。每穴施灸3分钟，每日进行1次，以被施灸者感到施灸处温热为宜，局部皮肤可有微红现象。10日为1疗程，疗程间休息2、3日。

【日常保健】

1.尽量少用手机上网浏览网页、玩游戏、收发短信等。如用手机至少每隔半小时左右极目远眺，或按摩上述头面部穴位，以放松和休息眼睛。

2.多参加文娱体育活动。入睡前应尽量关机。

退休综合征

退休综合征是一种发生在老年期典型的心理—社会不适应性疾病，是复杂的心理异常反应，属于心理障碍。这种心理障碍往往还会引发其他生理疾病，影响身体健康。主要表现为无助感，无力感，多疑、空虚、孤独、怕死，可伴有闷闷不乐，不爱说话，急躁易怒，坐立不安，爱唠叨，注意力不集中，日常爱出差错，愤世嫉俗，偏执，怀旧等。

【取穴】

太溪：由足内侧高骨（内踝尖）往后推至凹陷处（大约当内踝尖与跟腱间的中点）即是本穴。

太冲：由第1、2趾间交叉处向足背上推，至其两骨联合缘凹陷中（约交叉处上2横指）处，即是本穴。

肝俞：第9胸椎棘突下凹陷，旁开约2横指（食、中指）处是穴。

三阴交：在内踝高骨（内踝尖）直上约4横指处，胫骨内侧面后缘，按压有酸胀感。

脾俞：第11胸椎棘突下凹陷，旁开约2横指（食、中指）处是穴。

心俞：第5胸椎棘突下凹陷，旁开约2横指（食、中指）处是穴。

足三里：小腿外侧，外膝眼下3寸（约4横指）。

神门：腕关节掌侧第1横纹内侧端（近小指侧）取穴。

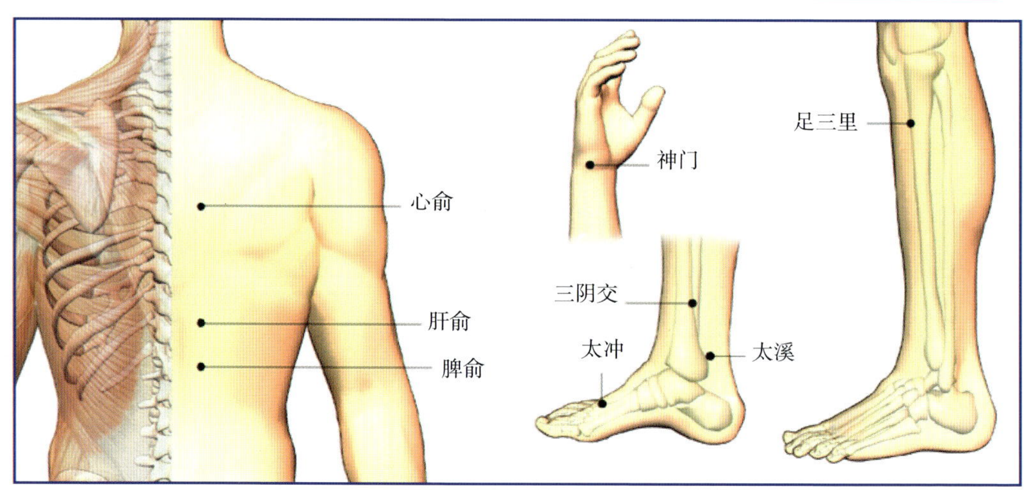

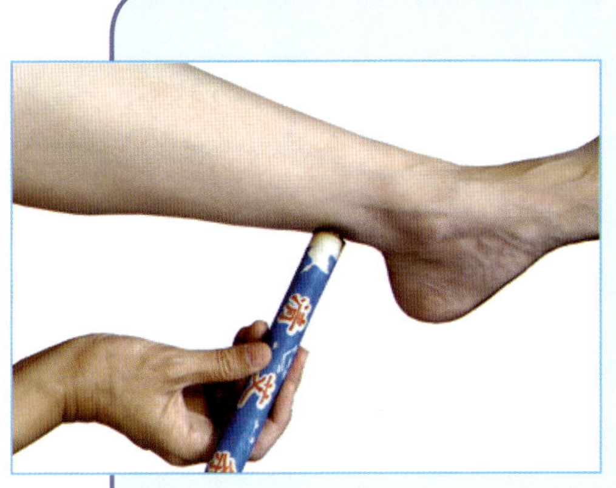

灸太溪

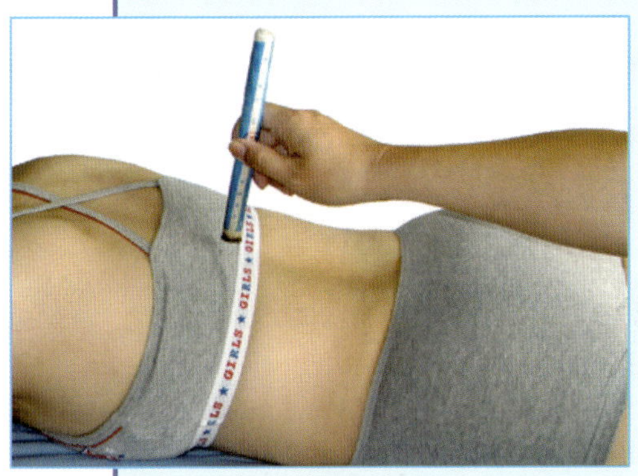

灸肝俞

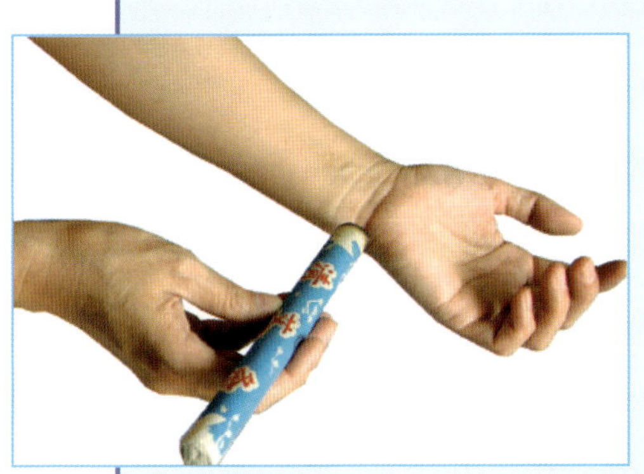

灸神门

【治疗方法】

温和灸。在太溪、太冲、三阴交、足三里穴上分别施灸5分钟，在肝俞、脾俞、心俞、神门穴上分别施灸3分钟。每日进行1次，以被施灸者感到施灸处温热为宜，局部皮肤可有微红现象。10日为1疗程，疗程间休息2、3日。

【日常保健】

1.艾灸对于退休综合征，只能有效治疗和缓解因心理障碍造成的生理性不适乃至病变。

2.家人关怀，使其远离孤独感。

3.培养爱好、日常学习些感兴趣的事物或科目，转移注意力。调整心态，保持心情舒畅，多参加文娱体育活动及社交。

大脑疲劳

大脑疲劳是指在持续较久或强度过大的脑力劳动过程中出现信息流的增大和紊乱等的慢性疲劳综合征。大脑疲劳是一种亚健康状态，尤以脑力劳动者和在校学生为甚。主要表现为疲倦无力，少言寡语，发呆，赖床，不想参加社交，不愿见陌生人，日常学习工作爱出错，记忆力下降，反应迟钝，没精神，食欲差，心绪不宁，思维混乱，注意力不集中，头晕头痛，耳鸣，目眩，烦躁易怒，眼疲劳，哈欠不断，下肢沉重，入睡困难，睡眠质量差、打盹儿。

【取穴】

百会：头部正中，两耳尖连线的交点处取穴。

风池：耳后乳突尖端稍内上方凹陷处，当胸锁乳突肌与斜方肌上端之间的凹陷中取穴。

神门：腕关节掌侧第1横纹内侧端（近小指侧）取穴。

心俞：第5胸椎棘突下凹陷，旁开约2横指（食、中指）处是穴。

太阳：眼外角外侧，距眼外角约1横指。

合谷：以一手的拇指指间关节横纹，放在另一手拇、食指之间的指蹼缘上，当拇指尖下是穴。或者拇、食2指合拢，肌肉隆起最高处是穴。

四神聪：在头顶正中，先取百会穴，再于百会穴前后左右相距1寸取穴。

神庭：前发际正中直上约半横指是穴。

上星：在头部，前发际正中直上1寸。

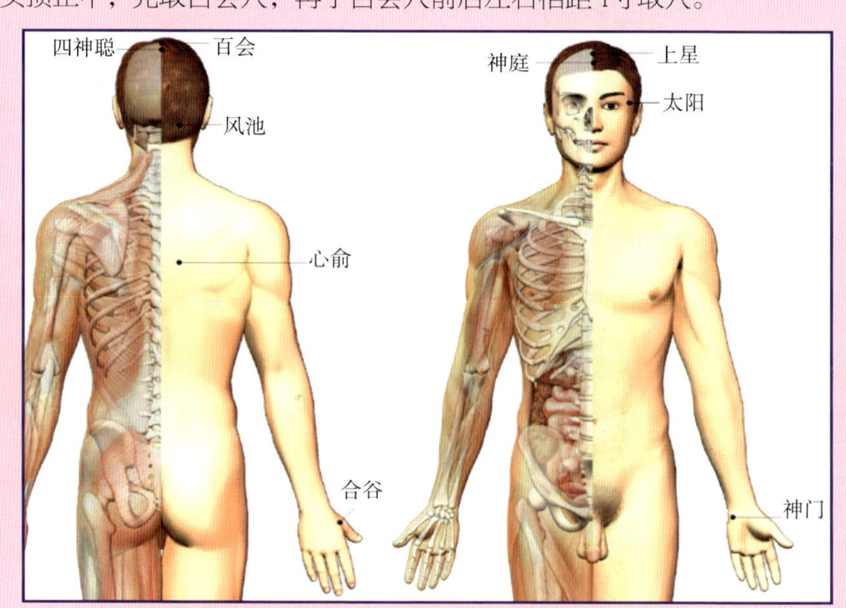

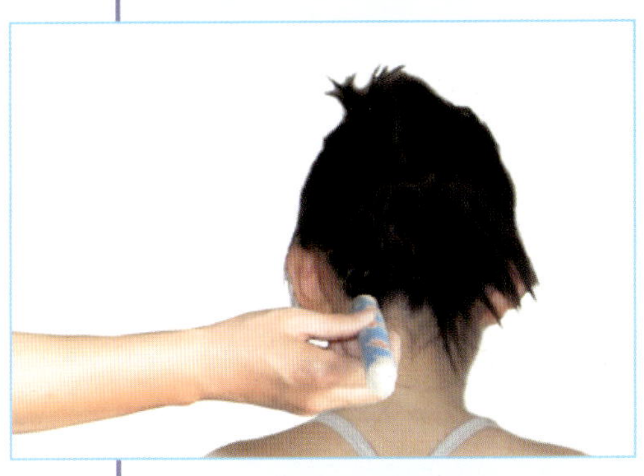
灸风池

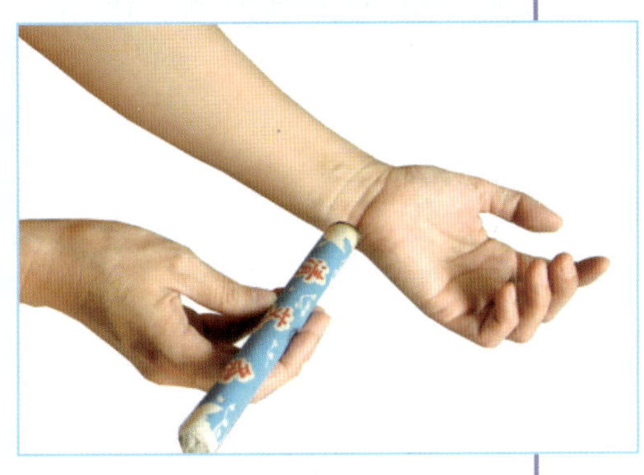
灸神门

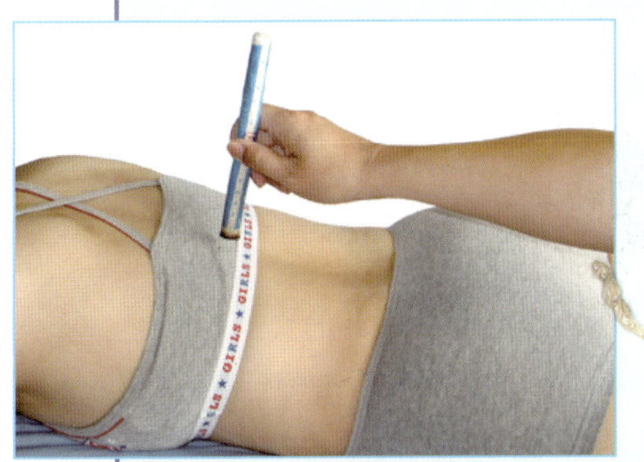
灸心俞

【治疗方法】

温和灸。每穴施灸3分钟，每日进行1次，以被施灸者感到施灸处温热为宜，局部皮肤可有微红现象。10日为1疗程，疗程间休息2、3日。

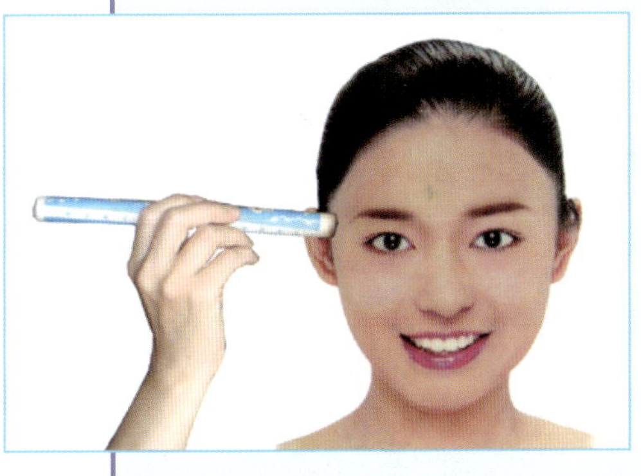
灸太阳

【日常保健】

1.保证充足睡眠。增加户外活动锻炼时间。

2.自觉疲劳，应立即休息。如自觉非常疲劳，应当去医院检查。如果出现轻微的脑疲劳现象不必紧张，应放松身心，学会科学用脑，做到劳逸适度。

压力过大

心理压力主要来自社会、生活和竞争三个方面。压力过大是指人对上述三方面的认知和行为体验超出自身能够承受的限度。主要表现为焦虑、急躁易怒、紧张、崩溃；注意力不集中，表达、记忆、判断力降低，生活态度消极；失眠、厌食、嗜吃；胸闷、头痛、出虚汗、恶心呕吐、抵抗力下降等。

【取穴】

百会：头部正中，两耳尖连线的交点处取穴。

神门：腕关节掌侧第1横纹内侧端（近小指侧）取穴。

心俞：第5胸椎棘突下凹陷，旁开约2横指（食、中指）处是穴。

肝俞：第9胸椎棘突下凹陷，旁开约2横指（食、中指）处是穴。

肾俞：第2腰椎棘突下凹陷，旁开约2横指（食、中指）处是穴。

太冲：由第1、2趾间交叉处向足背上推，至其两骨联合缘凹陷中（约交叉处上2横指）处，即是本穴。

三阴交：在内踝高骨（内踝尖）直上约4横指处，胫骨内侧面后缘，按压有酸胀感。

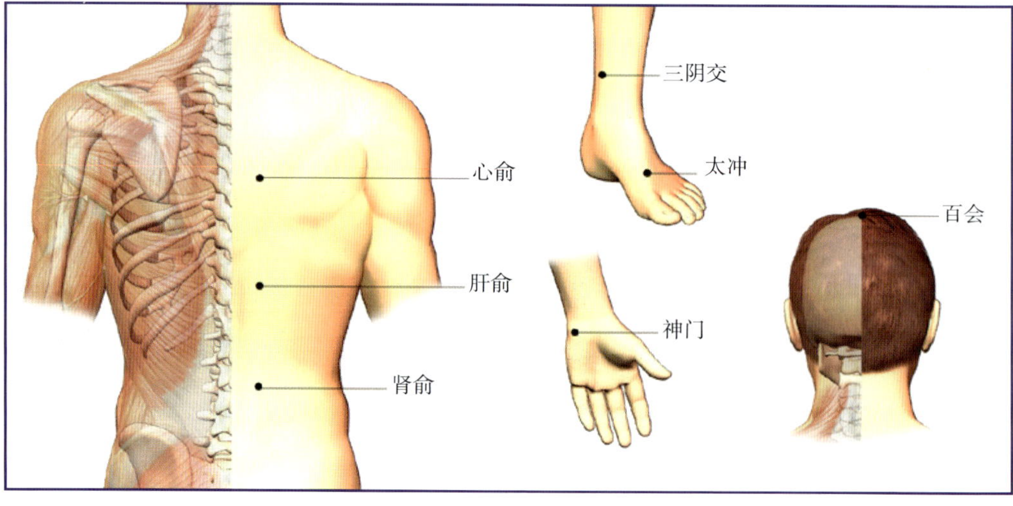

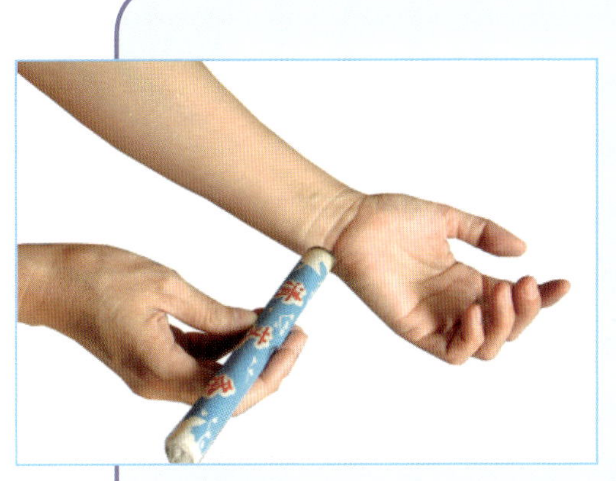

灸神门

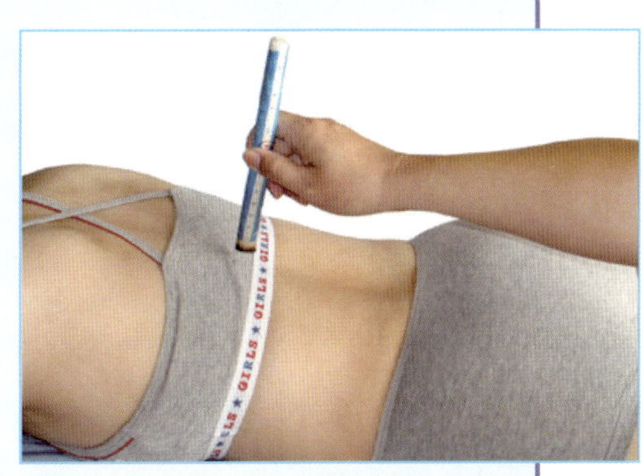

灸肝俞

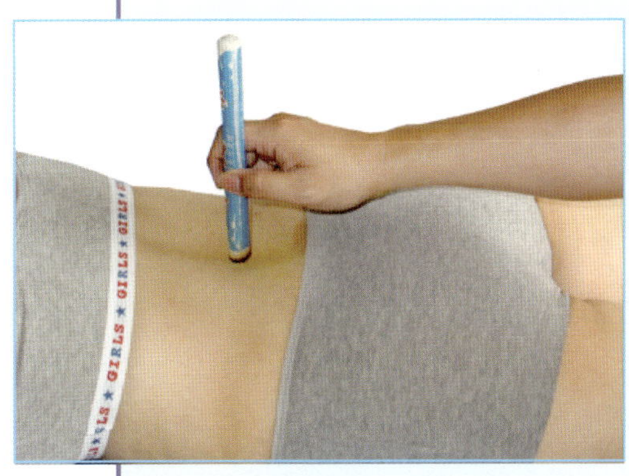

灸肾俞

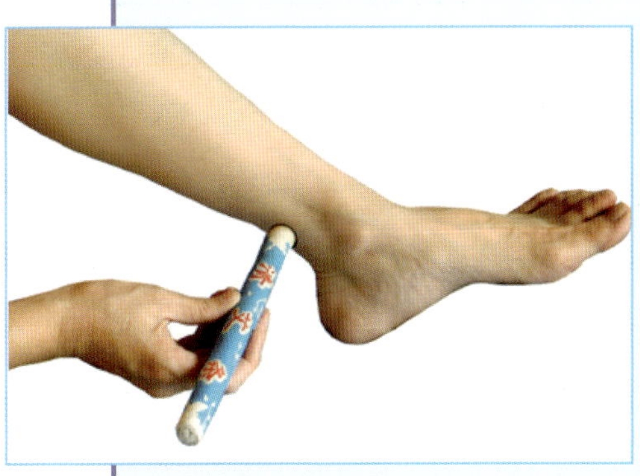

灸三阴交

【治疗方法】

温和灸。每穴施灸3分钟，每日进行1次，以被施灸者感到施灸处温热为宜，局部皮肤可有微红现象。10日为1疗程，疗程间休息2、3日。

【日常保健】

1.艾灸治疗压力过大效果较佳，可缓解压力，使紧张的情绪放松，增强体质。

2.保证充足睡眠和休息时间。

3.适当地进行情绪宣泄、合理减压。病情严重的应尽早进行心理咨询或治疗。

食欲不振

食欲不振指进食的欲望降低，为消化系统疾病中常见的症状，多由急、慢性胃炎、肝炎、肝硬化、神经性厌食或某些药物的副作用等引起。表现为厌食或食欲减退。兼有脘腹胀满，隐痛，腹痛肠鸣，大便溏薄者为感受寒邪；若兼过食甘肥油腻及醇酒厚味之品，嗳气酸腐，厌油腻，全不思食，见食物则恶心，大便秘结或不畅，苔黄腻者为饮食所伤；不思饮食，伴胁肋部不适，精神烦躁易怒或精神抑郁者为肝气犯胃；伴五更泄泻，身冷畏寒，手足不温者为肾阳虚衰所致。

【取穴】

中脘：脐中与胸剑联合部（心口窝上边）中点。

梁门：脐中与胸剑联合部（心口窝上边）中点，旁开约2横指处是穴。

胃俞：背部，第 12胸椎棘突下，旁开 1.5寸。

足三里：小腿外侧，外膝眼下3寸（约4横指）。

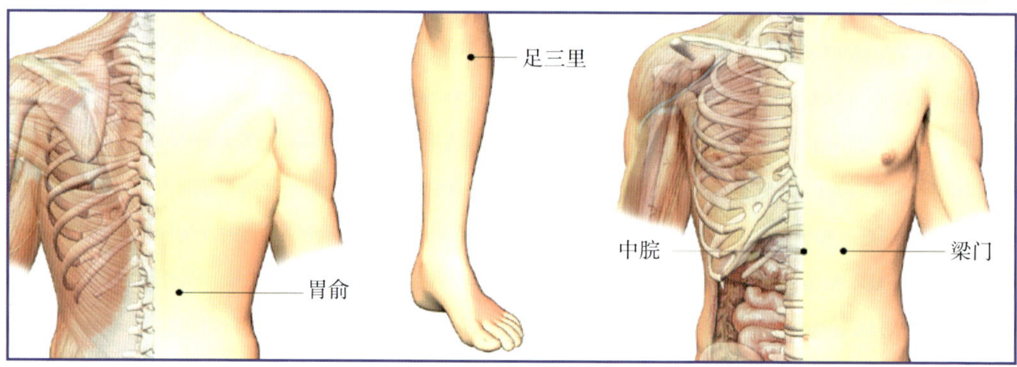

【治疗方法】

可采用雀啄灸或回旋灸等法，若畏寒肢冷的阳虚者，适宜采用艾炷灸中的隔姜灸或隔盐灸。使用艾炷、艾条或将艾条分段放置于艾灸盒中皆可，每穴施灸10分钟，每日1次，7日为1疗程。青少年、身体虚弱、病轻或皮薄肌少之处艾灸时间宜短，中老年、身体壮实、病重或肌肉丰厚之处艾灸时间宜长。

【日常保健】

1.临床证明艾灸治疗对一般消化系统疾病均有良好疗效，尤其是虚证、寒证。

2.本病患者应忌烟酒、油腻、生冷、辛辣等食物，饮食应以清淡、软硬适中食物为主。经艾灸治疗3疗程后仍无明显好转者应及时就医。

第三章

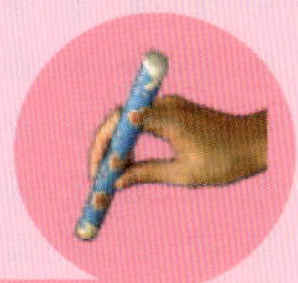

艾灸治疗常见病

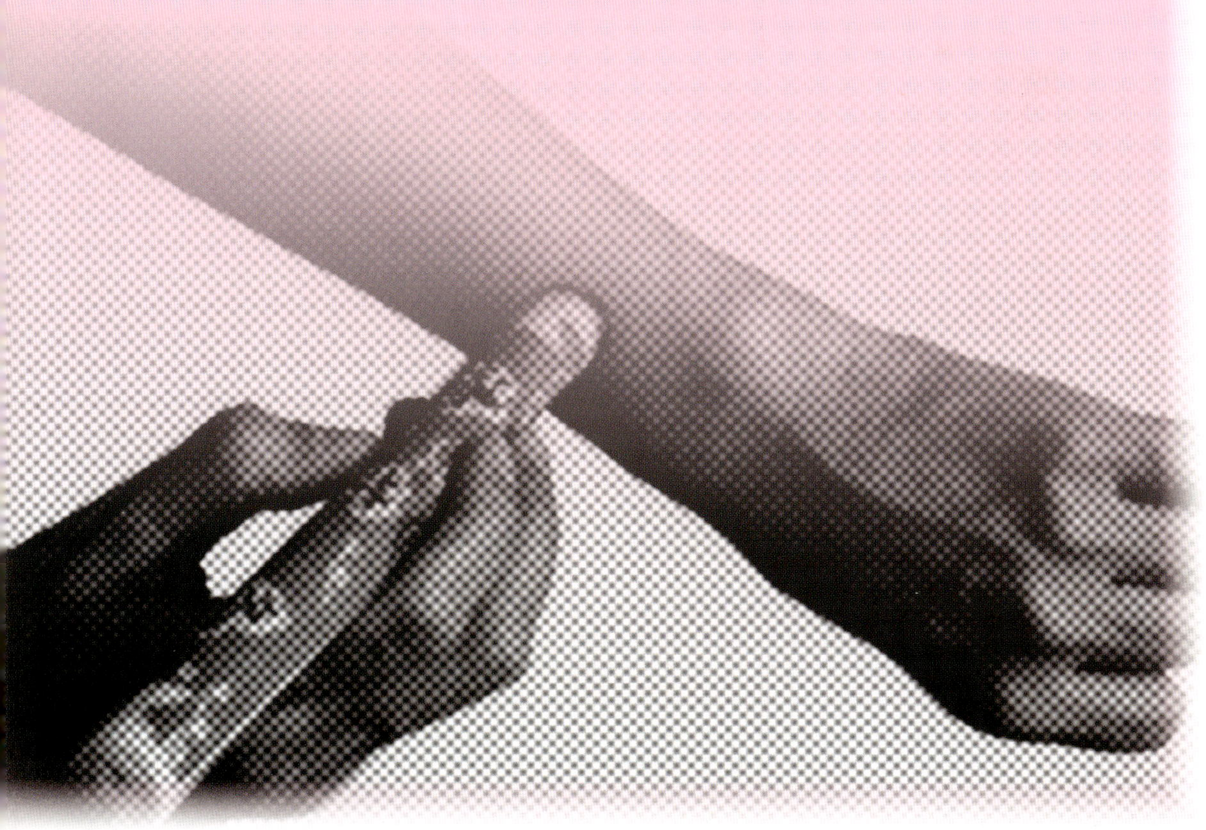

感冒

一年四季均可发病。主要有风寒、风热两大类。风寒感冒主要表现为恶寒重、发热轻、头痛、无汗、鼻塞流清涕、咳嗽、无痰或咯痰清稀。风热感冒主要表现为恶寒轻、发热重、头痛、汗出不畅、鼻干、鼻塞、流黄涕、咳嗽、咯痰黄。

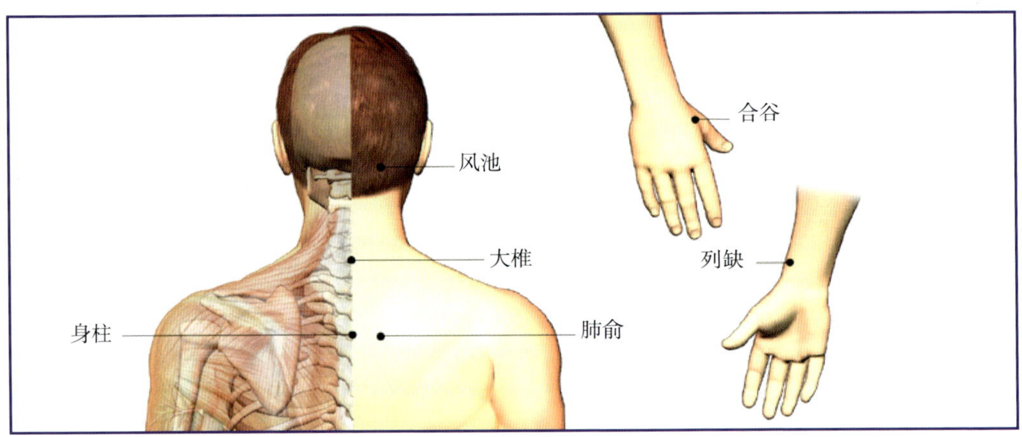

【取穴】

风池：耳后乳突尖端稍内上方凹陷处，当胸锁乳突肌与斜方肌上端之间的凹陷中取穴。

大椎：第7颈椎棘突下凹陷处。

身柱：低头找颈项部最高骨（第7颈椎），向下数3个椎体（即第3胸椎），椎体下凹陷处是穴。

列缺：腕第1横纹上1.5寸，前臂掌侧面外1/6与内5/6交界处，桡动脉外侧。

合谷：以一手的拇指指间关节横纹，放在另一手拇、食指之间的指蹼缘上，当拇指尖下是穴。或者拇、食二指合拢，肌肉隆起最高处是穴。

肺俞：第3胸椎棘突下凹陷，旁开约2横指（食、中指）处是穴。

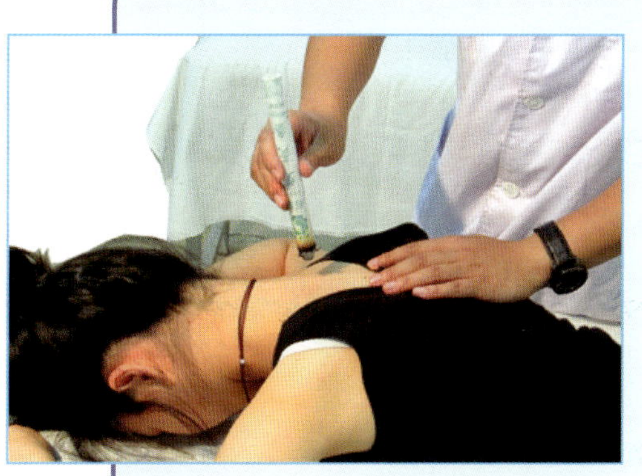

灸大椎

【治疗方法】

温和灸或雀啄灸：每穴施灸3分钟，每日进行1次，以被施灸者感到施灸处温热为宜，局部皮肤可有微红现象。7日为1疗程，疗程间休息1、2日，病愈即止。

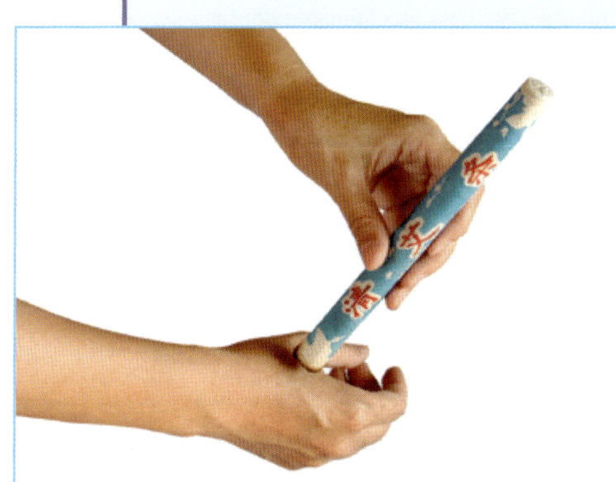

灸合谷

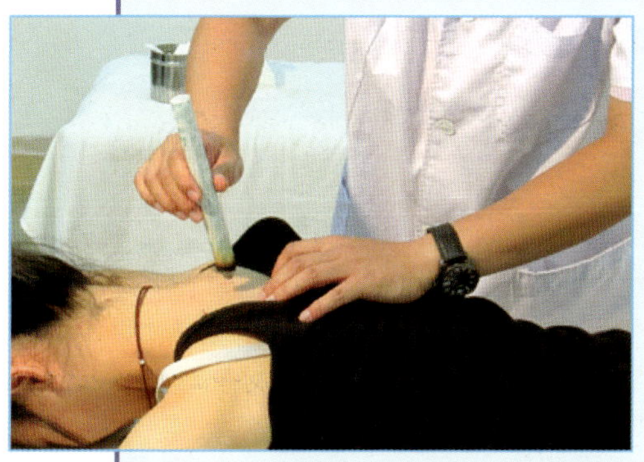

灸肺俞

【日常保健】

1.病重者宜卧床休息、多喝温开水，室内保持安静、清洁、空气流通清新。

2.常感冒的人平日应该注意锻炼身体，增强体质以预防感冒。

3.日常可艾灸大椎、足三里来增强体质、提高机体免疫力以预防感冒。

慢性支气管炎

慢性支气管炎简称慢支，是指气管、支气管黏膜及其周围组织的慢性非特异性炎性变化，以中老年人多见，所以又有老慢支之称。秋冬寒冷时节多发，天气转暖后则逐渐缓解。主要表现为咳嗽、咯痰，尤以晨起为著，痰呈白色黏液泡沫状，黏稠不易咳出。在急性呼吸道感染时，症状迅速加剧。痰量增多，黏稠度增加或为黄色脓性，偶有痰中带血。

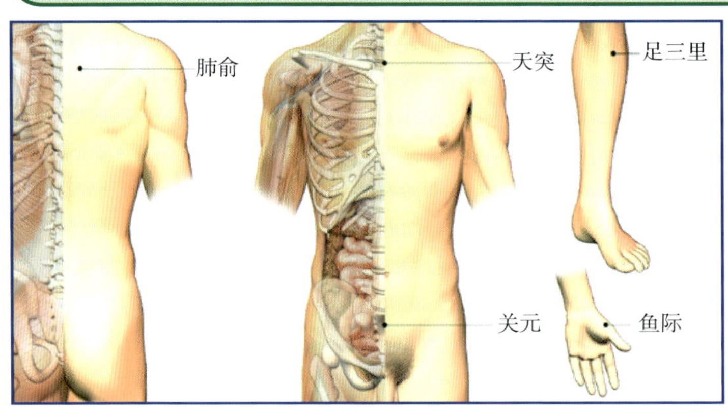

【取穴】

肺俞：第3胸椎棘突下凹陷，旁开约2横指（食、中指）处是穴。

天突：在颈部正中线上，胸骨上窝中央。

足三里：小腿外侧，外膝眼下3寸（约4横指）。

鱼际：在拇指本节后凹陷处，约当第1掌骨中点桡侧，赤白肉际处。

关元：脐下3寸（约4横指）。

【治疗方法】

1.温和灸。每穴施灸5分钟，每日进行1次，以被施灸者感到施灸处温热为宜，局部皮肤可有微红现象。发作期10日为1疗程，疗程间休息2、3日。缓解期2天1次，长期坚持施术。

2.隔姜灸。缓解期可进行。每穴3～6壮，以自觉温热不感到疼痛为宜，局部皮肤可有发红现象。每日1次，6日为1疗程，疗程间休息2、3日。

【日常保健】

1.因本病好发于寒冷季节，遇到寒冷刺激时病变可急性发作或迅速加重，因此患者可在三伏天冬病夏治或日常长期使用艾灸。

2.有害气体和毒物如二氧化硫、一氧化碳、粉尘等会使病情加重，家庭中的煤炉散发的煤气能诱发咳喘，厨房居室应注意通风或装置脱排油烟机，以保持室内空气新鲜。坚持锻炼，提高机体抗病能力，活动量以无明显气急、心跳加速及过分疲劳为度。饮食宜清淡，忌辛辣荤腥。

胃下垂

胃下垂是一种慢性疾病。一般以胃小弯弧线最低点下降至髂脊连线以下或十二指肠球部向左偏移时，称为胃下垂。胃部呈凹状，下腹部突出，食后自觉胃脘压垂，有饱胀感，嗳气恶心、呕吐、肠鸣或自觉有胃下坠之感。有慢性腹痛或伴便秘、腹泻、眩晕、乏力、心悸、失眠、多梦等。劳作时腹内有抽掣牵引感。

【取穴】

胃俞：第12胸椎棘突下凹陷，旁开约2横指（食、中指）处是穴。

上脘：脐中与胸剑联合部（心口窝上边）中点。再向上量1横指处是穴。

中脘：脐中与胸剑联合部（心口窝上边）中点。

足三里：小腿外侧，外膝眼下3寸（约4横指）。

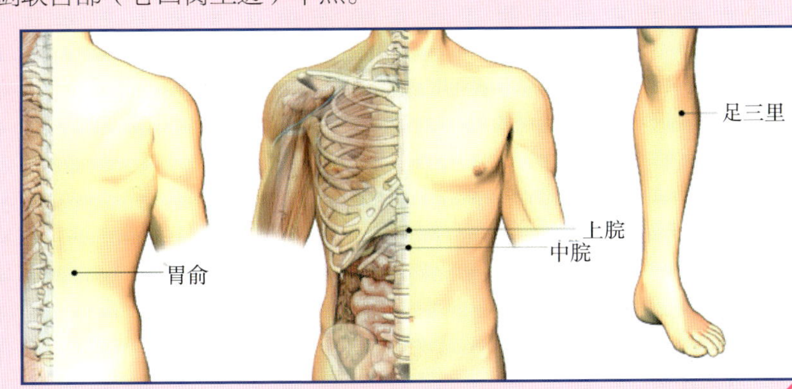

【治疗方法】

1.温和灸。诸穴各灸10分钟，每日1次，7日为1疗程。

2.年老久病体虚者或气虚者可用隔姜灸，每穴用中、小艾炷灸3～5壮，每日1次，3～5次为1疗程。

【日常保健】

1.应注意饮食，宜少食多餐，少食主食，多食蔬菜，并细嚼慢咽。

2.胃下垂患者应进行适当的体育锻炼，增强体质，提高胃肠功能，促进食物消化及营养的吸收。

3.便秘可加重胃下垂，所以本病患者应防止便秘。

呃逆

呃逆俗称打嗝，是指由多种原因引起的喉间频频作声，声音急而短促，不能自制的一种症候。主要表现为呃声频作不能自制。实证多突发，呃声洪亮有力，可伴有口臭、便秘、胸胁胀闷等症状；虚证呃声低弱，气不接续，可伴有食少纳呆、疲劳无力等症状。

【取穴】

膈俞： 第7胸椎（棘突）下凹陷外侧约2横指处取穴。

内关： 腕关节掌侧第1横纹中点直上约2横指处，与外关相对，用力按压有酸胀感。

中脘： 脐中与胸剑联合部（心口窝上边）中点。

足三里： 小腿外侧，外膝眼下3寸（约4横指）。

天突： 在颈部，当前正中线上，胸骨上窝中央。

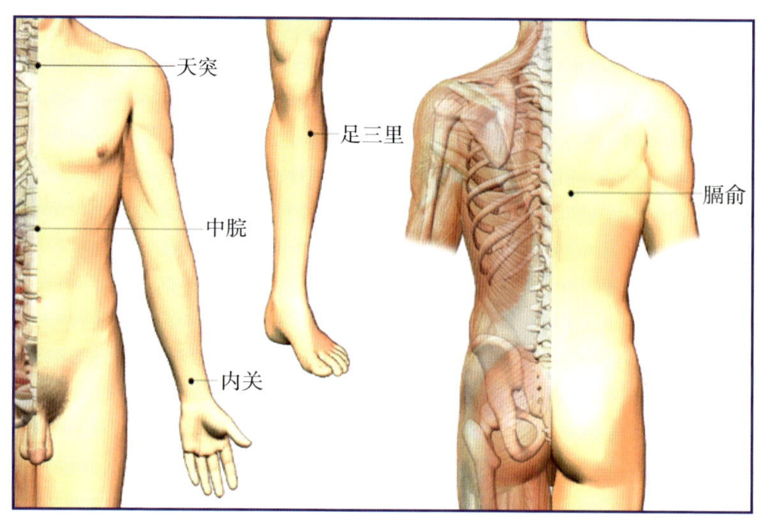

【治疗方法】

温和灸或雀啄灸。每穴施灸5分钟，每日进行1次，以被施灸者感到施灸处温热为宜，局部皮肤可有微红现象。7日为1疗程，疗程间休息1、2日。

【日常保健】

1.因进食过快发生呃逆，可用喝开水（稍热佳）的方法，喝一大口，分次咽下。

2.可咀嚼生姜片。饮食，忌生冷油腻，不要进食过快、暴饮暴食。

3.注意休息、保暖。

胃、十二指肠溃疡

胃及十二指肠溃疡是一种常见的消化系统疾病，又称消化性溃疡，是指胃壁、十二指肠球部发生慢性溃疡病变。溃疡多为单个，病发于胃时称为胃溃疡，出现在十二指肠则称十二指肠溃疡。主要表现为慢性、周期性的上腹疼痛，胃溃疡多发生于饭后1小时左右，之后可逐渐缓解；十二指肠溃疡多发生于食后3～4小时，胃酸一般显著增多。均可伴有恶心、反酸、呕吐、食欲差等，严重者可伴有呕血、便血甚至休克。

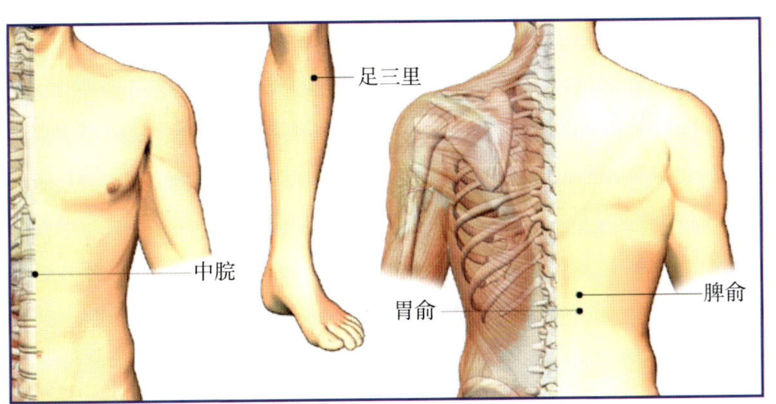

【取穴】

脾俞：第11胸椎棘突下凹陷，旁开约2横指（食、中指）处是穴。

胃俞：第12胸椎棘突下凹陷，旁开约2横指（食、中指）处是穴。

中脘：脐中与胸剑联合部（心口窝上边）中点。

足三里：小腿外侧，外膝眼下3寸（约4横指）。

【治疗方法】

1.温和灸或雀啄灸：每穴施灸5分钟，每日进行1次，以被施灸者感到施灸处温热为宜，局部皮肤可有微红现象。7日为1疗程，疗程间休息1、2日。

2.隔姜灸。每穴3～6壮，以自觉温热为宜，勿令疼痛，局部皮肤可有发红现象。每日进行1次，6日为1疗程，疗程间休息2、3日。

【日常保健】

1.治疗期间要注意生活有规律，忌烟酒，饮食有节，宜食清淡。

2.有并发症如出血、穿孔等时，应去医院就诊。

慢性胃炎

慢性胃炎是指由于不同原因而引起的各种慢性胃黏膜炎性病变。本病可发生于各年龄段，十分常见。主要表现为胃部胀满或疼痛，空腹时症状不甚明显，进食后症状凸显，可伴有嗳气、恶心、反酸、呕吐、食欲差等症状。

【取穴】

天枢：坐位或仰卧位，肚脐旁开约2横指处，按压有酸胀感。

足三里：小腿外侧，外膝眼下3寸（约4横指）。

中脘：仰卧位，在上腹部，前正中线上，脐中与胸剑联合部（心口窝上边）中点。

胃俞：由平双肩胛骨下角之椎骨（第7胸椎），往下推 5 个椎骨，即第 12胸椎棘突下凹陷，旁开约2横指（食、中指）处是穴。

内关：腕关节掌侧第 1横纹中点直上约2横指处，与外关相对，用力按压有酸胀感。

大敦：仰卧位，从足大趾甲外侧缘与基底部各作一垂线，两线的交点处是穴。

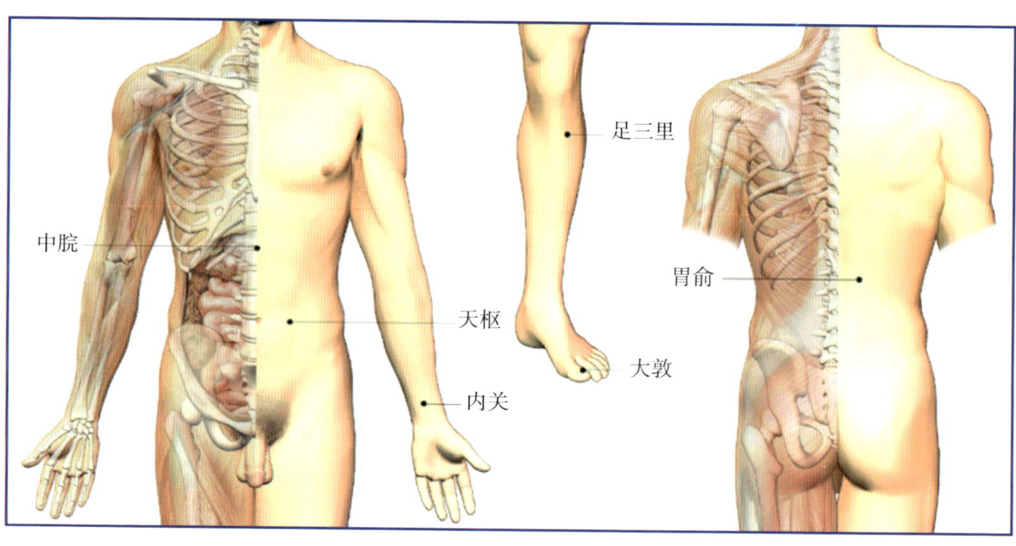

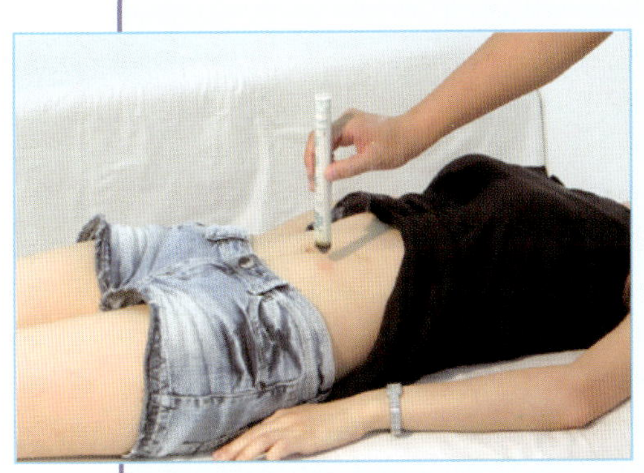

灸天枢

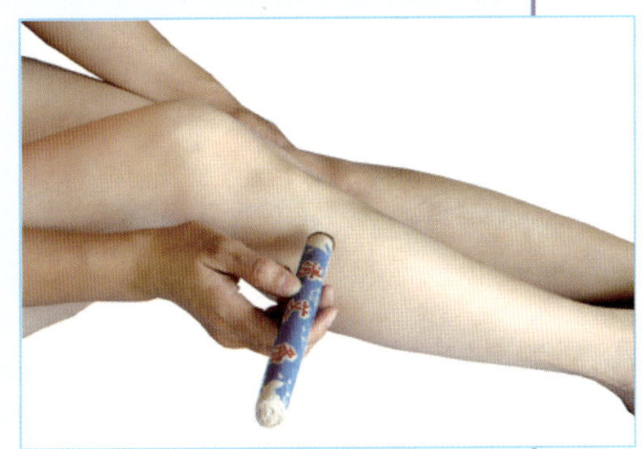

灸足三里

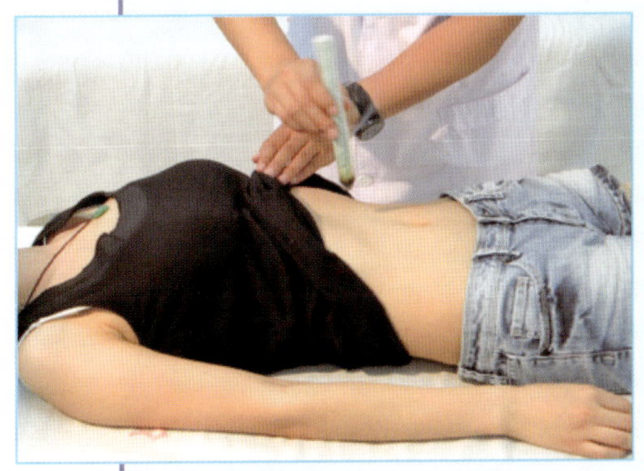

灸中脘

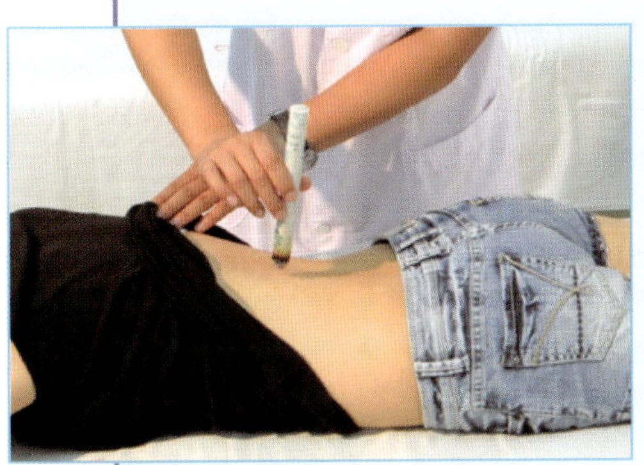

灸胃俞

【治疗方法】

温和灸或雀啄灸。每穴施灸5分钟，每日进行1次，以被施灸者感到施灸处温热为宜，局部皮肤可有微红现象。10日为1疗程，疗程间休息1、2日。

【日常保健】

1.治疗期间要注意生活有规律，忌烟酒，保持精神愉快。

2.饮食有节，不应吃对胃有刺激的食物，宜食清淡、易消化食物，不喝浓茶、浓咖啡等。

便秘

便秘是一种主要以排便次数减少，粪便量减少，粪便干结，排便费力等表现为主的症状。正常人排便习惯多为每日1～2次或1～2日1次，便质多为成形或质软；少数健康人也可每日3次或3日1次，且粪便半成形或呈腊肠样硬便。所以，对有无便秘的判断还需依据粪便的性状及本人平时排便习惯。表现为排便周期超过48小时，粪质坚硬，难以排空，或粪质黏滞，排便不利，排便时间延长。一般伴有腹胀、嗳气等。

【取穴】

天枢：肚脐旁开约2横指处，按压有酸胀感。

大肠俞：第4腰椎棘突下凹陷，旁开约2横指（食、中指）处是穴。

上巨虚：小腿外侧，足三里下3寸（约4横指）。

支沟：腕背横纹中点直上约3横指处。

太溪：由足内侧高骨（内踝尖）往后推至凹陷处（大约当内踝尖与跟腱间的中点）即是本穴

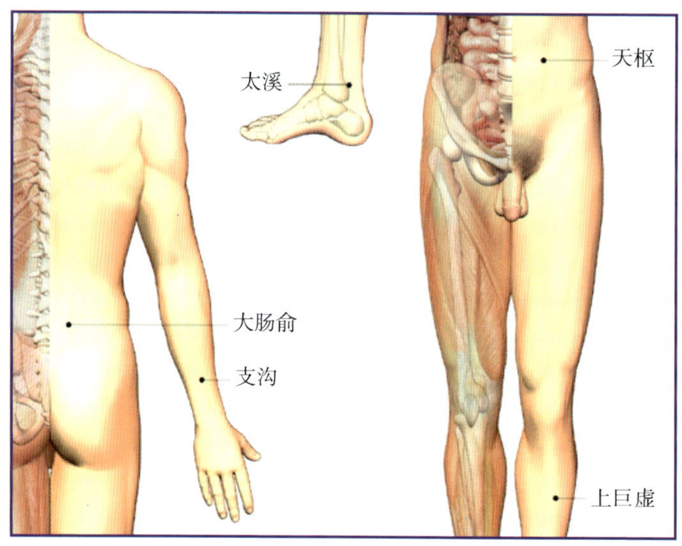

【治疗方法】

1.温和灸。诸穴各灸10分钟，每日1次，7日为1疗程。

2.气虚者可用隔姜灸，每穴用中、小艾炷灸3～5壮，每日1次，3～5次为1疗程。

【日常保健】

1.便秘患者应养成良好的作息规律，尤其是排便规律，宜多运动。

2.经艾灸治疗 3 疗程后仍无明显好转者应及时就医。

痔疮

痔疮是肛门直肠底部及肛门黏膜的静脉丛发生曲张而形成一个或多个柔软的静脉团的一种慢性疾病。根据发病部位不同分为内痔、外痔、混合痔。痔疮症状以便血、痔核脱出、肛门分泌物、疼痛以及便秘。便血是痔疮常见的早期症状，起初多为无痛性便血，血色鲜红，不与粪便相混，可表现为手纸带血、滴血甚或喷射状出血，便后出血停止，且呈间歇性，饮酒、疲劳、过食辛辣或便秘等因素可诱发加重。痔核脱出多见于中、晚期患者，因痔核较大，排便受压时可脱出肛门外，初起尚能自行回复，日久则无法自行回纳。分泌物溢于肛门外，刺激肛周皮肤，易发湿疹，瘙痒不适。外痔或混合痔常伴有疼痛，当痔外静脉破裂出血时引起剧烈疼痛。

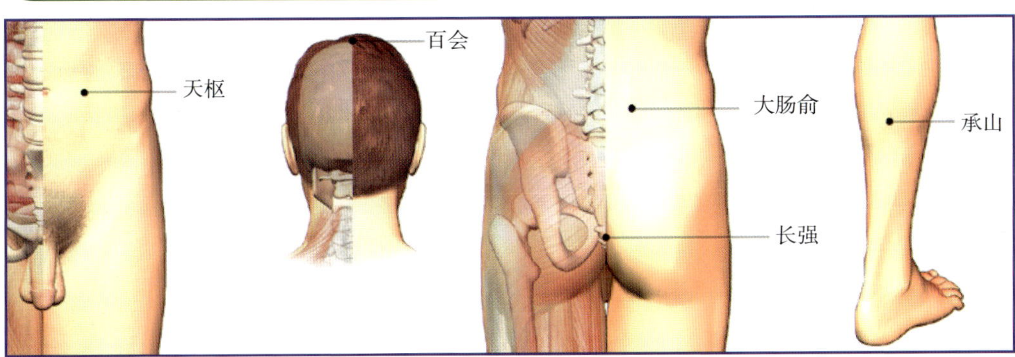

【取穴】

长强：尾骨端与肛门连线中点。

天枢：肚脐旁开约2横指处，按压有酸胀感。

大肠俞：第4腰椎棘突下凹陷，旁开约2横指（食、中指）处是穴。

承山：下肢伸直或足跟上提，其小腿肚子（腓肠肌部）出现人字纹，在其下可触及一凹陷，按压有酸胀感。

百会：头部正中，两耳尖连线的交点处取穴。

【日常保健】

1.痔疮患者应加强锻炼，避免久坐，并养成便后坐浴的习惯。

2.注意饮食，不饮酒，忌食辛辣刺激性食物，多食蔬菜水果。

【治疗方法】

1.温和灸。诸穴各灸10分钟，每日1次，7日为1疗程。

2.久病脾气虚弱者可用隔姜灸，每穴用中、小艾炷灸3～5壮，每日1次，3～5次为1疗程。

胆囊炎

胆囊炎是细菌性感染或化学性刺激（胆汁成分改变）引起的胆囊炎性病变，为胆囊的常见病，分急性和慢性两种。急性胆囊炎有可能是第一次发作，也有可能是慢性胆囊炎突然发作。本病多见于中年人，女性发病较多。主要表现为右上腹疼痛，或有向右侧肩背部放射性疼痛，腹部胀满，消化不良，厌食油腻等症状。急性发作时可有右上腹绞痛、恶心、呕吐等症状，或有结石。

【取穴】

肝俞：第9胸椎棘突下凹陷，旁开约2横指（食、中指）处是穴。

胆俞：第 10胸椎棘突下凹陷，旁开约2横指（食、中指）处是穴。

膈俞：第7胸椎（棘突）下凹陷外侧约2横指处取穴。

胆囊穴：小腿外侧上部，腓骨小头前下方直下2寸。

阳陵泉：在小腿外侧，摸到游离的高骨（腓骨小头）前下方即是本穴。

太冲：由第 1、2趾间交叉处向足背上推，至其两骨联合缘凹陷中（约交叉处上2横指）处，即是本穴。

日月：上腹部，乳头直下，第7肋间隙，前正中线旁开4寸。

期门：剑突下端旁开4寸（约 4 横指半）。

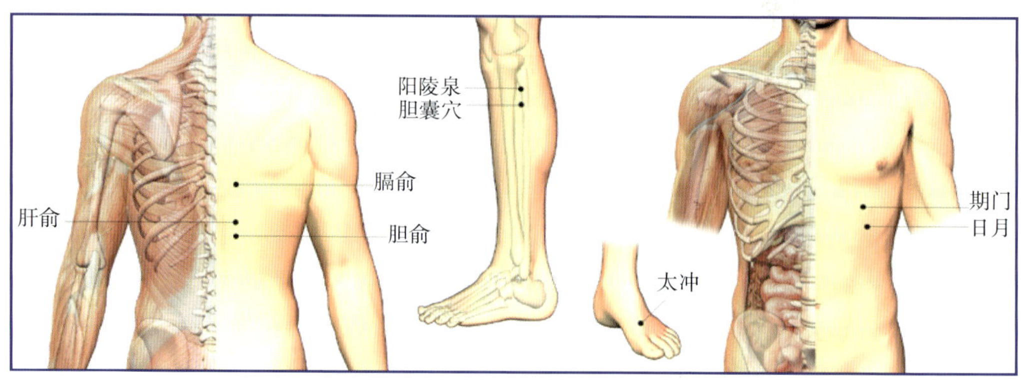

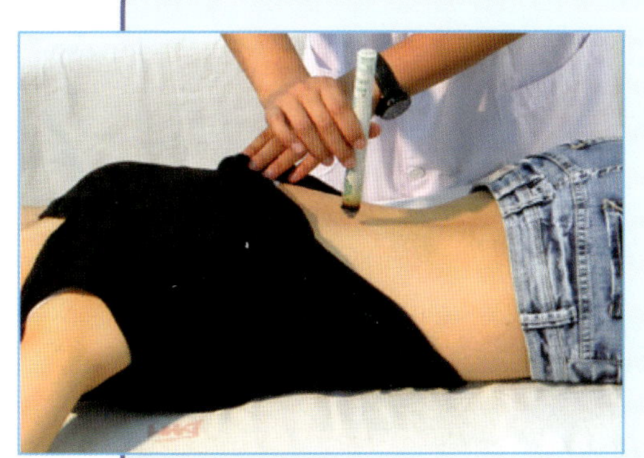

灸肝俞

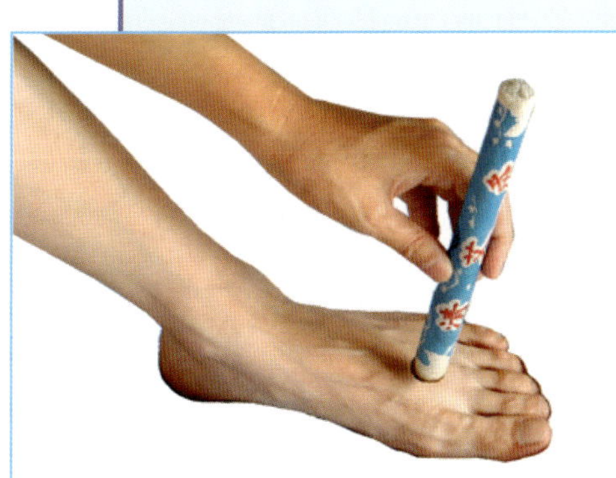

灸太冲

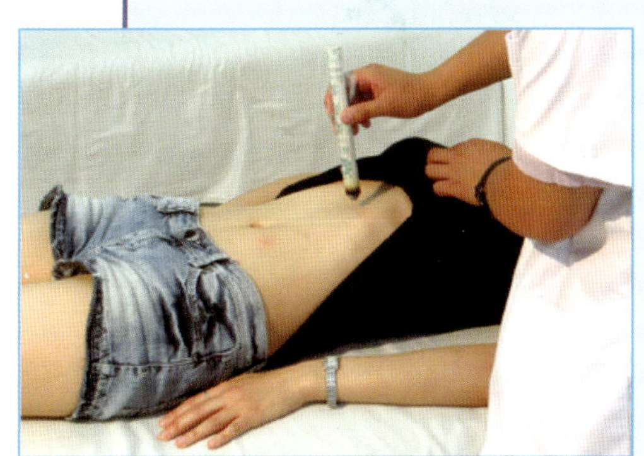

灸期门

【治疗方法】

温和灸。每穴施灸5分钟，每日进行1次，以被施灸者感到施灸处温热为宜，局部皮肤可有微红现象。急性发作时，7日为1疗程，疗程间休息1、2日；慢性胆囊炎者，每日饭前艾灸，不限疗程。

【日常保健】

1.急性发作严重，绞痛、黄疸、发烧等症状出现时，应立即去医院就诊。

2.保持心情舒畅，及时释放压力。

3.饮食有节，不可过饱，宜食清淡、易消化食物，保持大便通畅。

冠心病

冠心病全称冠状动脉粥样硬化性心脏病，是指冠状动脉粥样硬化使管腔狭窄或阻塞导致心肌缺血缺氧而引起的心脏病。主要表现为膻中或左胸部发作性疼痛、憋闷。轻者偶发短暂而轻微的胸闷或疼痛，或发作性膻中、左胸部不适感；重者疼痛剧烈，常伴有心悸、气短、喘促、面色苍白、出冷汗甚至濒死感等症状。

【取穴】

心俞：坐位，拇指沿肩胛冈外侧向内侧推至肩胛冈内上缘，两侧内上缘连线与脊柱相交所在的椎体为第3胸椎，向下推2个椎体，第5胸椎棘突下凹陷，旁开约2横指（食、中指）处是穴。

膻中：身体前正中线上，两乳头连线中点处是穴。

至阳：在背部，后正中线上，第7胸椎棘突下凹陷中。

神门：腕关节掌侧第1横纹内侧端（近小指侧）取穴。

内关：腕关节掌侧第1横纹中点直上约2横指处，与外关相对，用力按压有酸胀感。

曲泽：在肘横纹中，肱二头肌的尺侧缘。

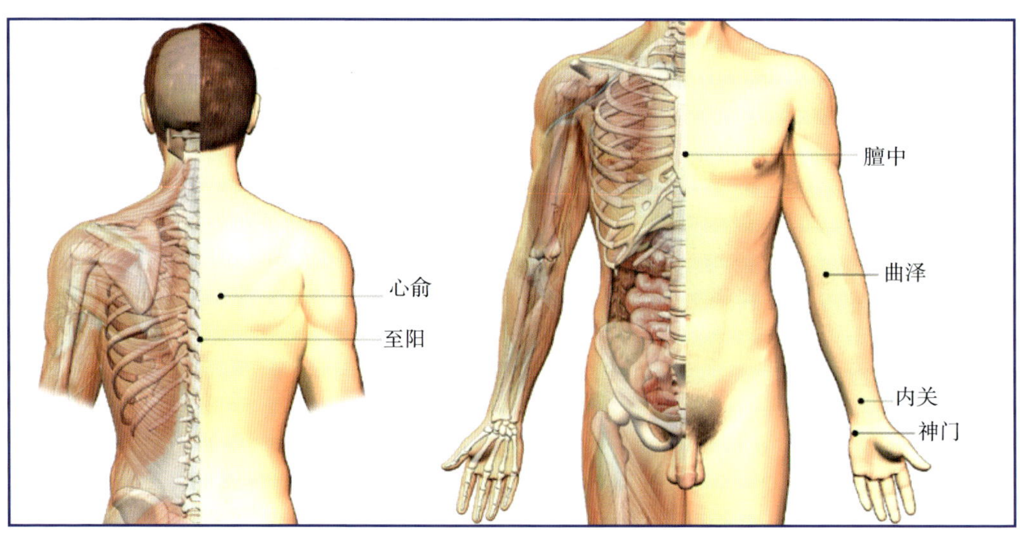

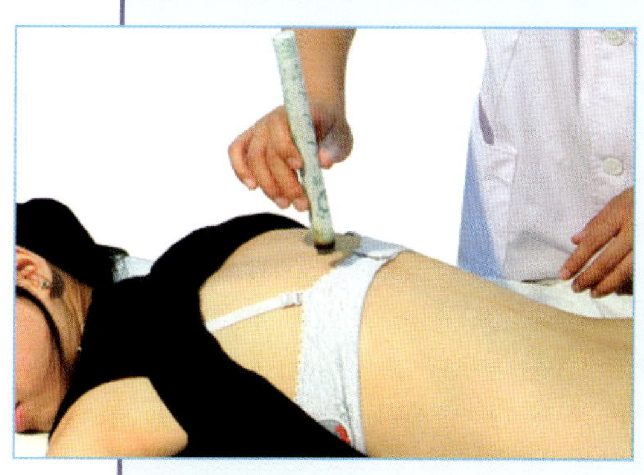

灸心俞

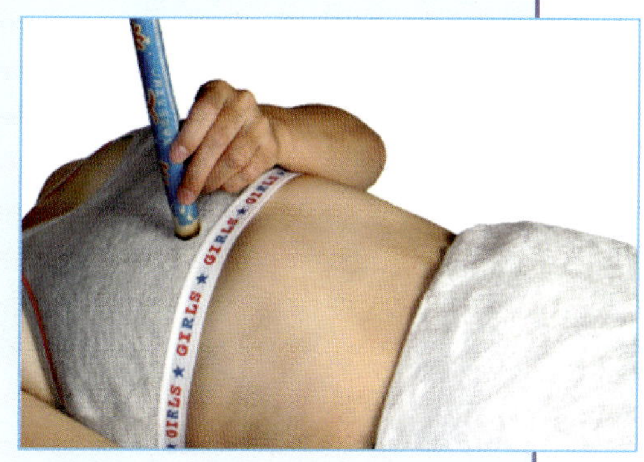

灸膻中

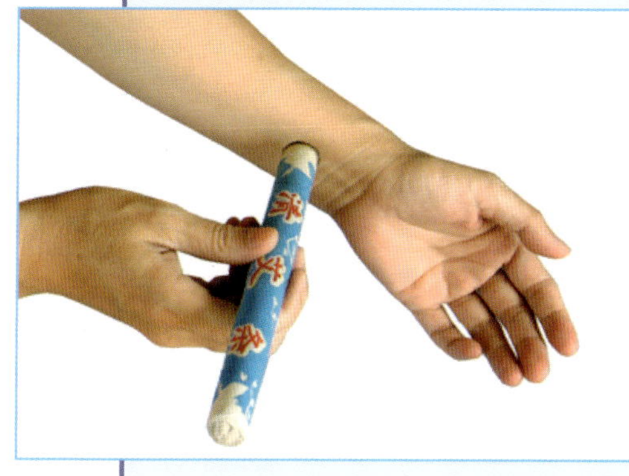

灸内关

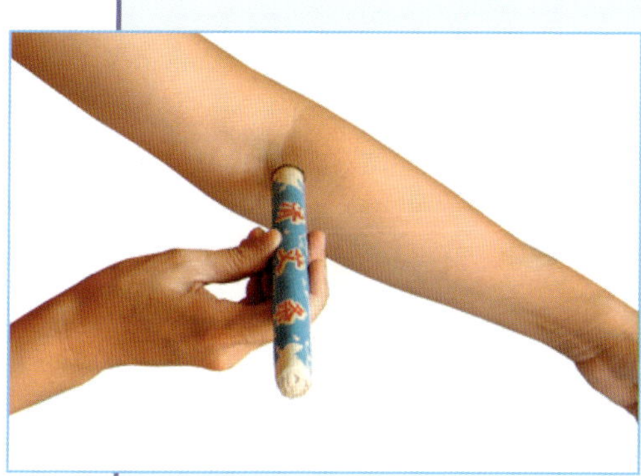

灸曲泽

【治疗方法】

温和灸。每穴施灸5分钟，每日进行1次，以被施灸者感到施灸处温热为宜，局部皮肤可有微红现象。10日为1疗程，疗程间休息1、2日，长期治疗。

【日常保健】

1.疼痛发作频繁，程度加重时，应及时采用中西药治疗或立即去医院就诊。

2.保持心情舒畅。

3.饮食有节，不可暴饮暴食，宜食清淡，禁烟酒、浓茶、咖啡等。

神经衰弱

神经衰弱是指大脑由于长期的情绪紧张和精神压力，从而产生精神活动能力的减弱，是亚健康常见症状之一。其主要特征是精神易兴奋和易疲劳，睡眠障碍，记忆力减退，头痛等，伴有各种躯体不适等症状，病程迁延，时轻时重，病情波动常与社会心理因素有关。

【取穴】

心俞：第5胸椎棘突下凹陷，旁开约2横指（食、中指）处是穴。

神门：腕关节掌侧第1横纹内侧端（近小指侧）取穴。

百会：头部正中，两耳尖连线的交点处取穴。

内关：腕关节掌侧第1横纹中点直上约2横指处，与外关相对，用力按压有酸胀感。

大椎：颈部最高骨、第7颈椎棘突下。

太溪：由足内侧高骨（内踝尖）往后推至凹陷处（大约当内踝尖与跟腱间的中点）即是本穴。

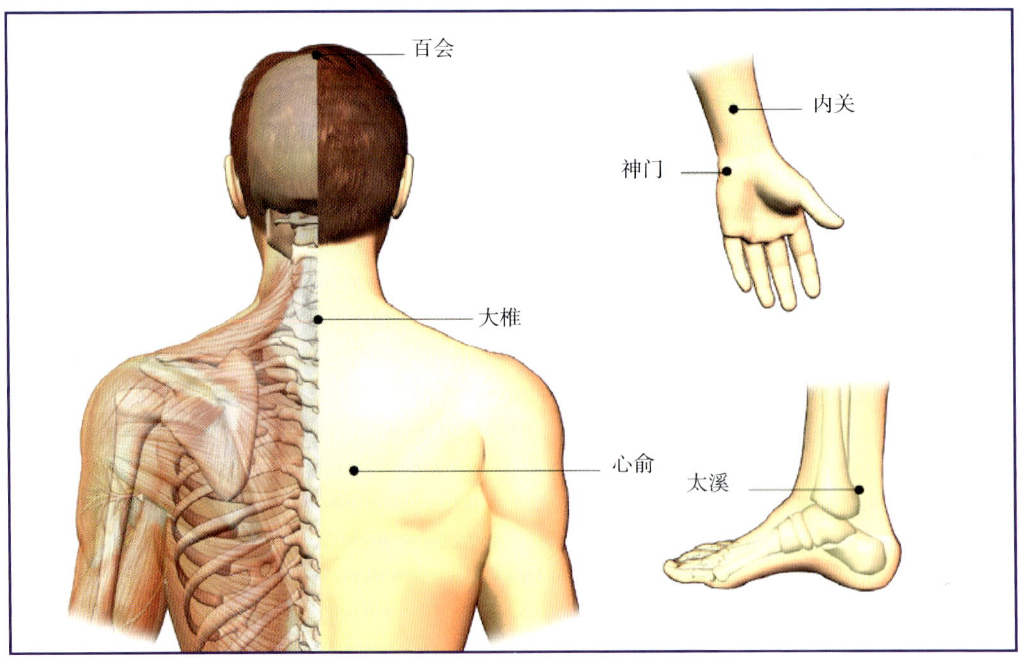

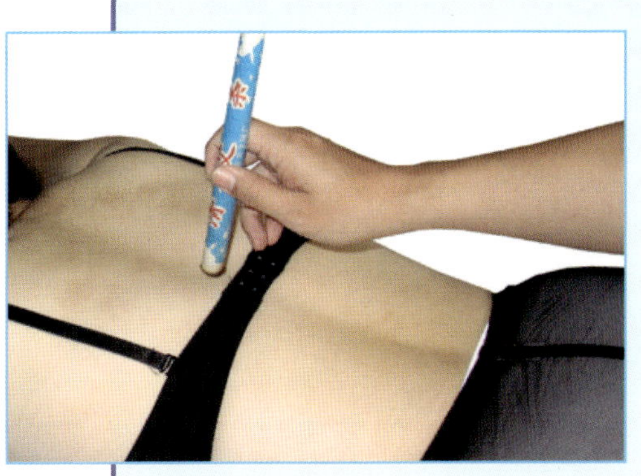

灸心俞

【治疗方法】

温和灸。取灸条在内关、神门、太溪穴各施灸5分钟，再灸百会、大椎、心俞穴各5分钟，每日进行1次，以被施灸者感到施灸处温热为宜，局部皮肤可有微红现象。10日为1疗程，疗程间休息1、2日。

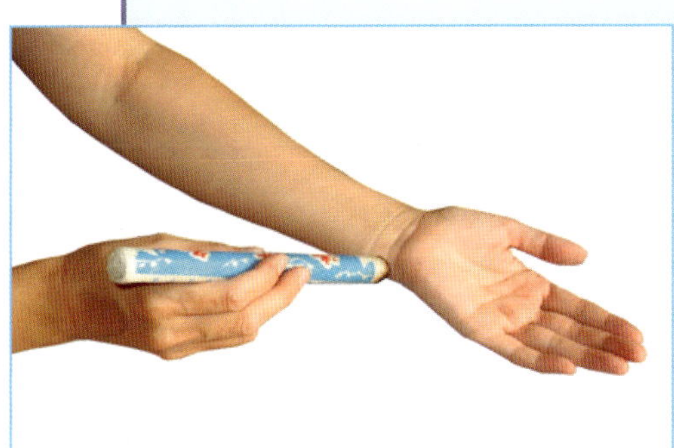

灸神门

【日常保健】

1.不可过度疲劳，作息时间要规律。

2.保持心情舒畅，注意心理疏导，如有严重心理疾患应做心理咨询或治疗。

3.应进行户外锻炼以增强体质。

4.饮食宜养血固肾之品，如菠菜、樱桃、海参、鱼类等。

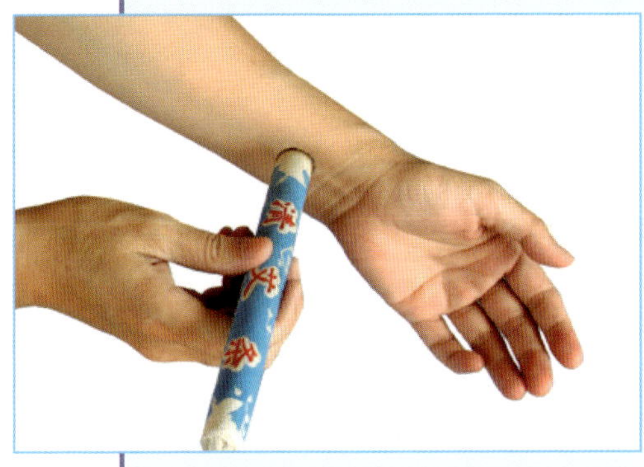

灸内关

偏头痛

偏头痛是一种复发性中度到重度头痛，为慢性神经系统疾病，常伴有一些植物神经系统症状，常有家族史。发作前常有闪光、视物模糊、肢体麻木等先兆，数分钟至1小时左右出现头部一侧跳痛，并逐渐加剧。主要表现为剧烈头痛，可持续数小时至数日，发作前常有先兆症状，如嗜睡，倦怠，眼前出现闪光，面唇及肢体麻木，失语等，发作时常伴有恶心、呕吐、腹泻、汗出、心跳加快等症状。

【取穴】

太阳：眼外角外侧，距眼外角约1横指。

颊车：侧坐，下颌角前上方约1横指，当咀嚼时咬肌隆起高点处，放松时按之有酸胀感。

风池：耳后乳突尖端稍内上方凹陷处，当胸锁乳突肌与斜方肌上端之间的凹陷中取穴。

风门：大椎穴往下推2个椎骨，其下缘旁开约2横指（食、中指）处是穴。

肝俞：第9胸椎棘突下凹陷，旁开约2横指（食、中指）处是穴。

胆俞：第10胸椎棘突下凹陷，旁开约2横指（食、中指）处是穴。

肾俞：第2腰椎棘突下凹陷，旁开约2横指（食、中指）处是穴。

阴陵泉：用拇指沿小腿内侧骨内缘（胫骨内侧）由下往上推，至拇指抵膝关节下时，胫骨向内上方弯曲之凹陷即是本穴。

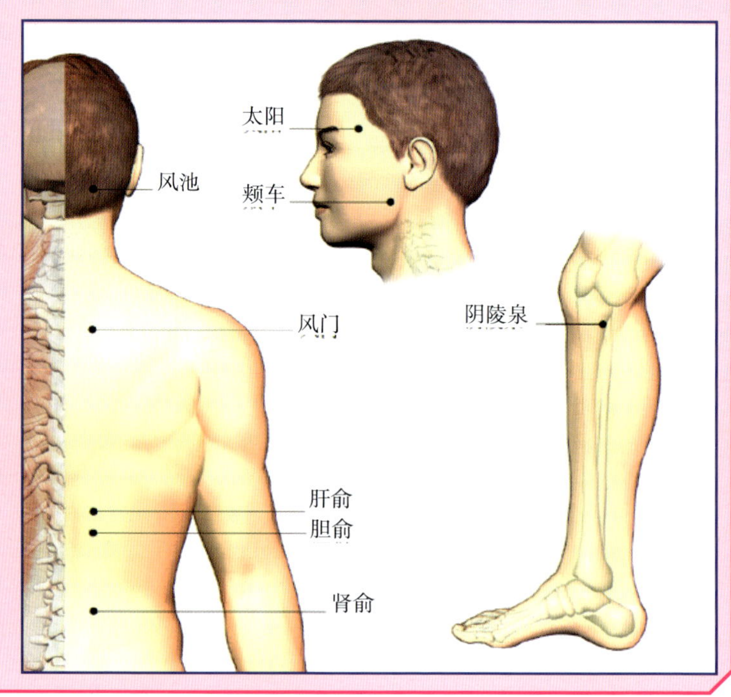

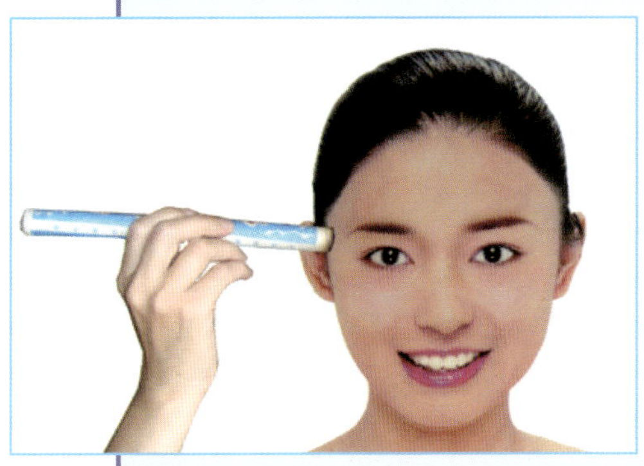

灸太阳

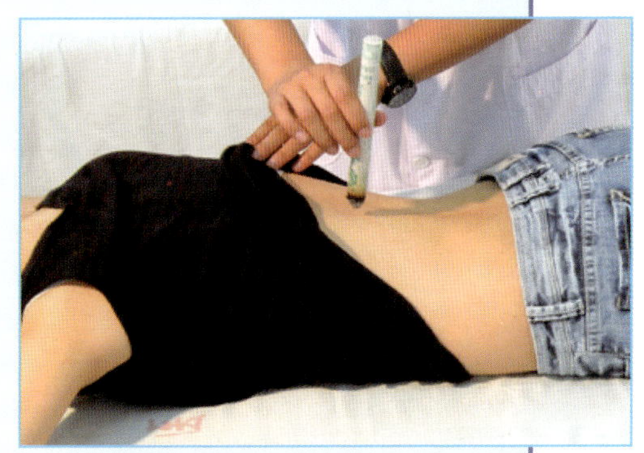

灸肝俞

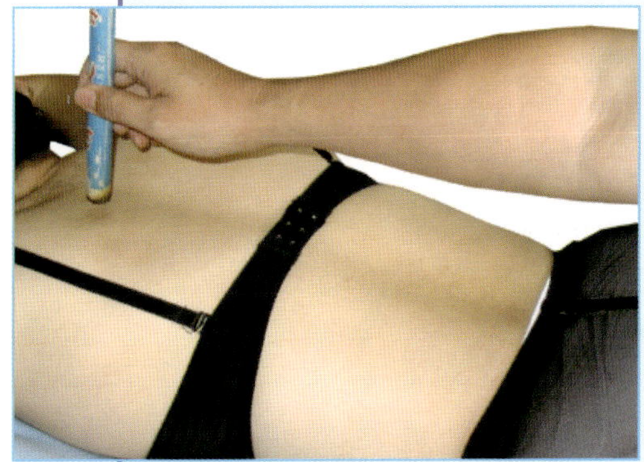

灸风门

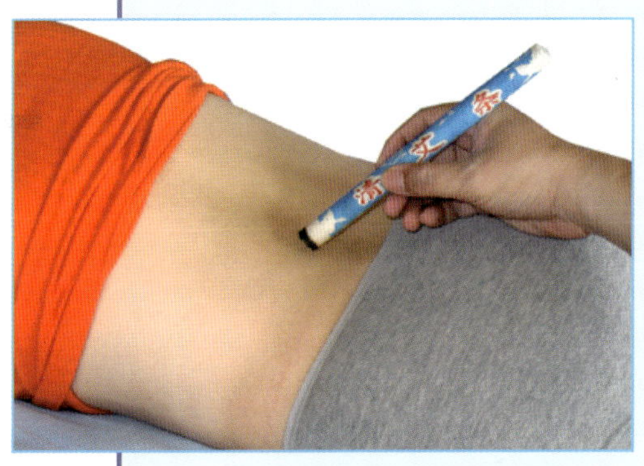

灸肾俞

【治疗方法】

温和灸。每穴施灸5分钟，每日进行1次，以被施灸者感到施灸处温热为宜，局部皮肤可有微红现象。7日为1疗程，疗程间休息1、2日。

【日常保健】

1.不可过度疲劳，保证睡眠时间。

2.保持心情舒畅，及时舒缓压力。

3.饮食宜新鲜素食、水果，忌食辛辣、忌烟酒。

三叉神经痛

三叉神经痛是常见的脑神经疾病，以一侧面部三叉神经分布区域内反复发作的阵发性剧烈痛为主要表现，但无感觉缺失及运动障碍。发病女性略多于男性，多发生于中老年人。主要表现为在头面部三叉神经分布区域内，发病骤发，骤停，闪电样、刀割样、烧灼样、顽固性、难以忍受的剧烈性疼痛。说话、洗脸、刷牙或微风拂面，甚至走路时都会导致阵发性的剧烈疼痛。发作次数不定，痛时面部肌肉抽搐，可伴有面部潮红、流泪、目赤、流涎等症状。疼痛历时数秒或数分钟，疼痛呈周期性发作，间歇期同正常人一样。

【取穴】

颧髎：在面部，眼外角直下，颧骨最高点下缘可触及一凹陷，按压有明显酸胀感。

太阳：眼外角外侧，距眼外角约1横指。

合谷：以一手的拇指指间关节横纹，放在另一手拇、食指之间的指蹼缘上，当拇指尖下是穴。或者拇、食二指合拢时，肌肉隆起最高处是穴。

行间：第1、2脚趾间交叉处稍后方取穴。

侠溪：足背部，第4、5脚趾交叉处稍后方取穴。

内庭：在足背2、3趾交叉正中略后一点儿（约半横指）的凹陷处，按压有酸胀感。

听会：耳屏间切迹的前方，下颌骨髁突后缘凹陷处。

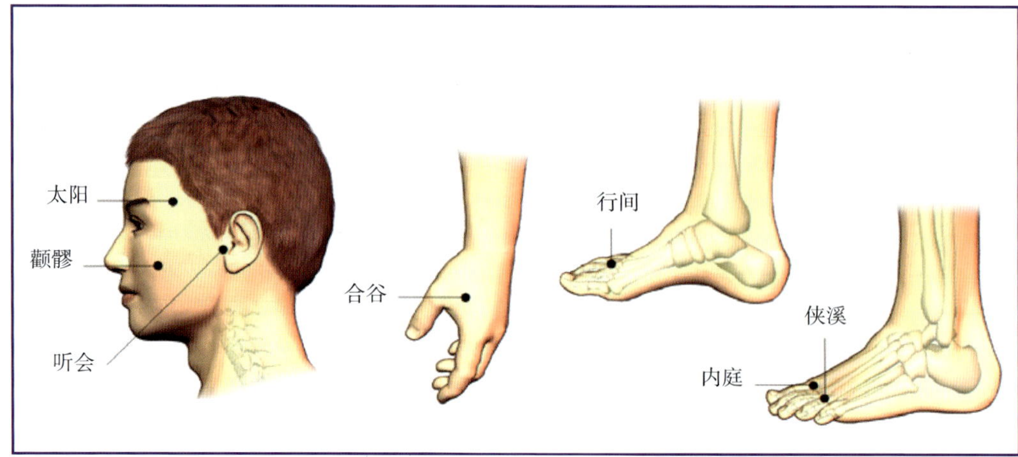

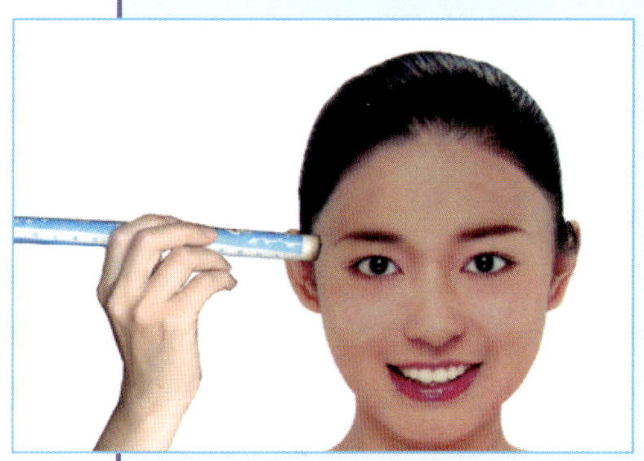

灸太阳

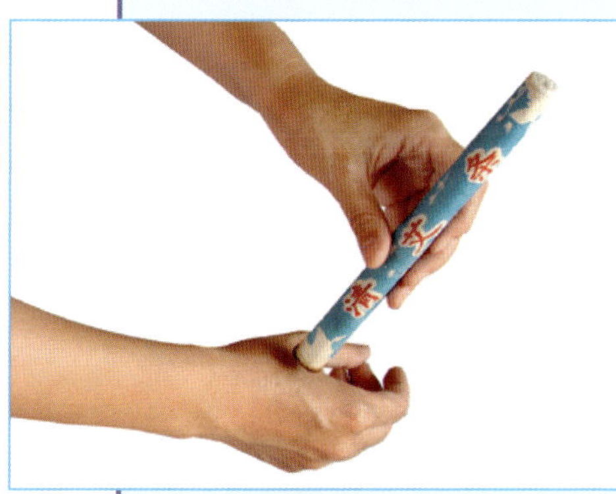

灸合谷

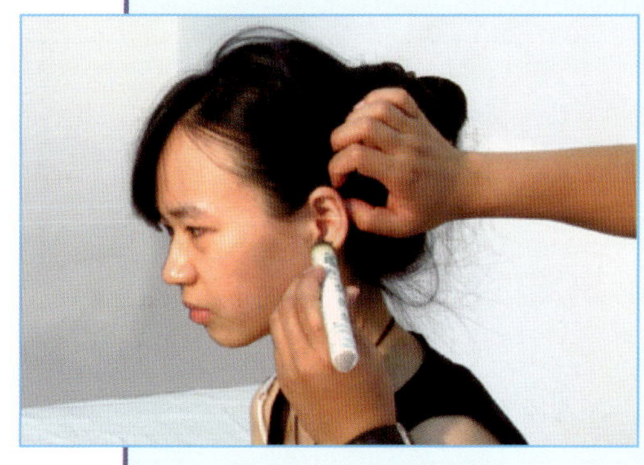

灸听会

【治疗方法】

温和灸或雀啄灸。每穴施灸5分钟，每日进行1次，以被施灸者感到施灸处温热为宜，局部皮肤可有微红现象。10日为1疗程，疗程间休息1、2日。缓解期用温和灸，发作期可用雀啄灸。

【日常保健】

1.治疗期间注意保暖，避免患部受风寒之邪的侵袭。

2.洗脸等有面部活动时要轻柔。

3.保证休息时间，不要过度疲劳。

4.保持情绪稳定，心情舒畅。

5.饮食应选择软的、容易消化的食物。

高血压

高血压是一种以体循环动脉压增高为主要特点的临床综合征，安静状态下收缩压≥21.3千帕，舒张压≥12.7千帕。我国本病发病率城市高于农村，北方高于南方，脑力劳动者高于体力劳动者，高原地区患病率较高。可有家族史。主要表现为头晕、头痛、头胀、耳鸣、心悸、失眠等，后期可见突然昏倒，神昏不语，半身不遂等症状。

【取穴】

百会：头部正中，两耳尖连线的交点处取穴。

涌泉：足底前1/3处，足趾跖屈时呈凹陷处。

足三里：小腿外侧，外膝眼下3寸（约4横指）。

太冲：由第1、2趾间交叉处向足背上推，至其两骨联合缘凹陷中（约交叉处上2横指）处，即是本穴。

肝俞：由平双肩胛骨下角之椎骨（第7胸椎），往下推两个椎骨，即第9胸椎棘突下凹陷，旁开约2横指（食、中指）处是穴。

曲池：屈肘90°角，肘横纹外侧端外凹陷中即是本穴。

悬钟：正坐位或仰卧位，从外踝高骨（外踝尖）向上量4横指处是穴。

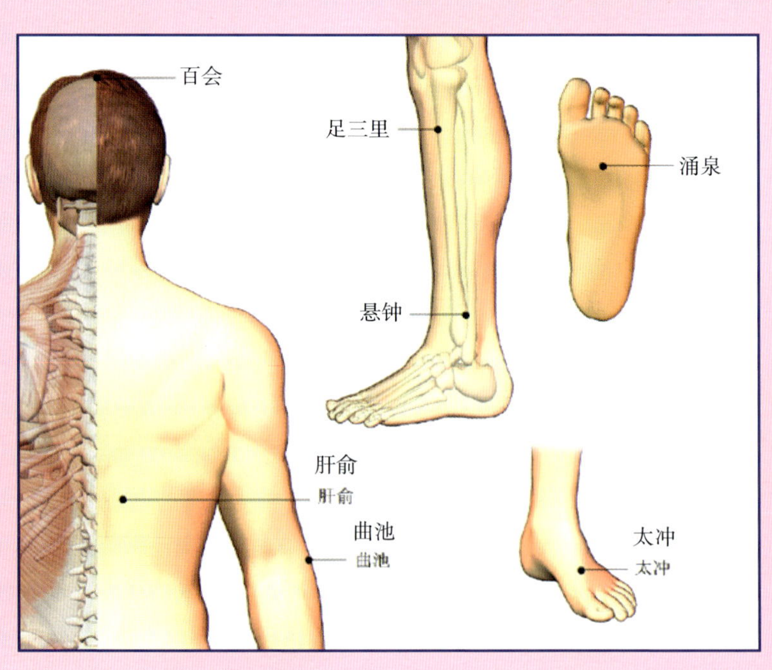

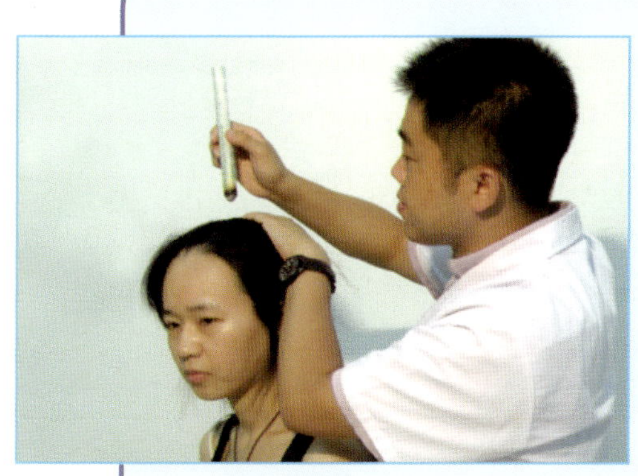

灸百会

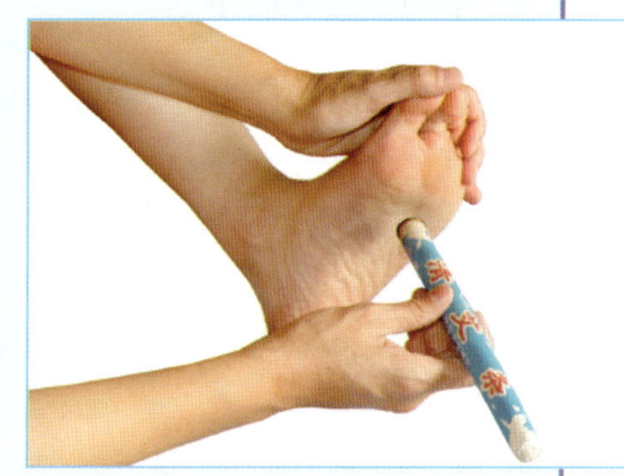

灸涌泉

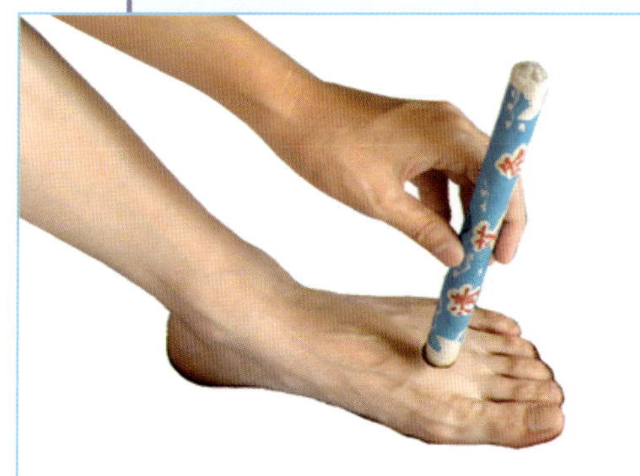

灸太冲

【治疗方法】

温和灸或雀啄灸。每穴施灸5分钟，每日进行1次，以被施灸者感到施灸处温热为宜，局部皮肤可有微红现象。10日为1疗程，疗程间休息2、3日。

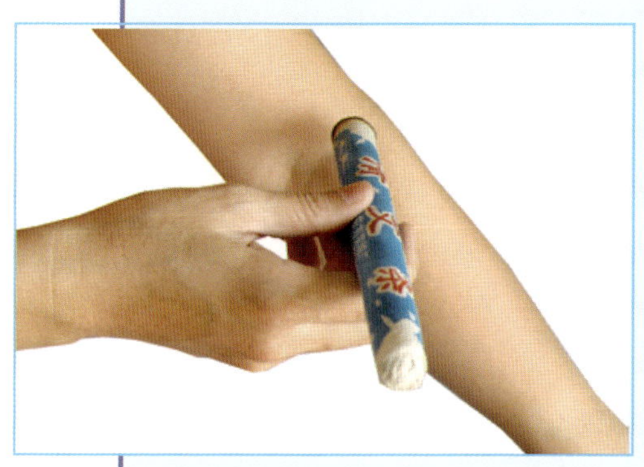

灸曲池

【日常保健】

1.保持情绪稳定，心情舒畅。

2.饮食宜清淡，少食多餐，避免过饱，忌食辛辣，忌烟酒。

中风后遗症

中风后遗症是指脑部发生局部性血液循环障碍而导致不同程度的意识障碍、神经系统受损等的疾病，即中风发病6个月以后，仍遗留程度不同的偏瘫、麻木、言语謇涩不利、口舌㖞斜、痴呆等症状。主要表现为半身不遂，可伴见肢体无力，语言不利，口角㖞斜，面色萎黄无华，舌体不正等症状。

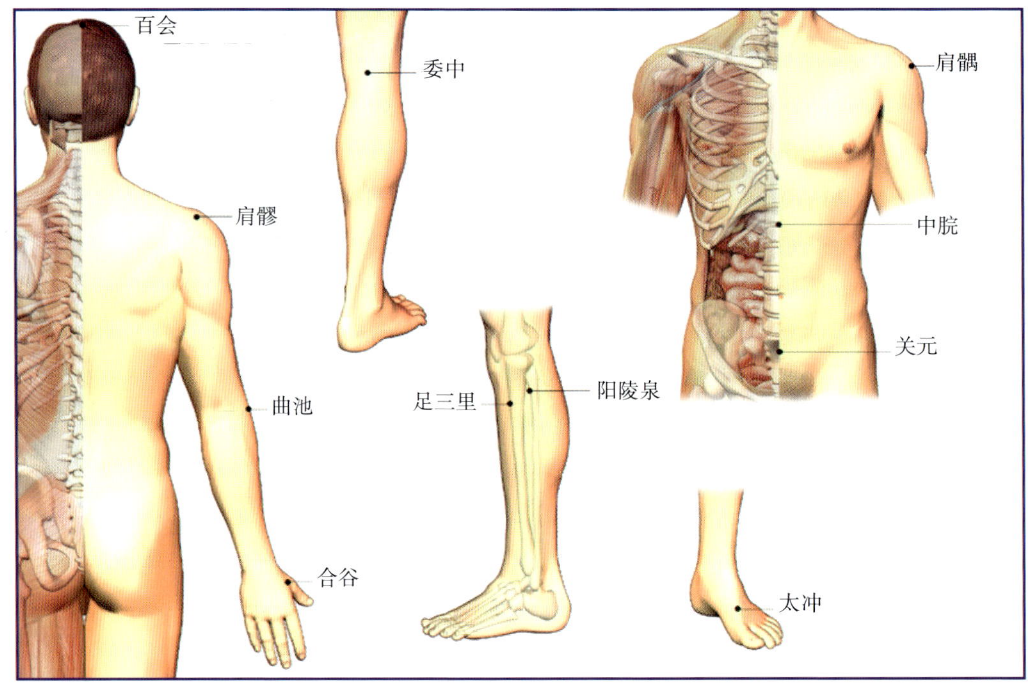

【取穴】

百会：头部正中，两耳尖连线的交点处取穴。

肩髃：上臂外展至水平位，在肩部高骨外，肩关节上出现两个凹陷，前面的凹陷是本穴。

肩髎：上臂外展至水平位，在肩部高骨外，肩关节上出现两个凹陷，后面的凹陷是本穴。

中脘：仰卧位，在上腹部，前正中线上，脐中与胸剑联合部（心口窝上边）中点。

关元：脐下3寸（约4横指）。

足三里：小腿外侧，外膝眼下3寸（约4横指）。

太冲：由第 1、2趾间交叉处向足背上推，至其两骨联合缘凹陷中（约交叉处上2横指）处，即是本穴。

曲池：屈肘90°，肘横纹外侧端外凹陷中即是本穴。

合谷：以一手的拇指指间关节横纹，放在另一手拇、食指之间的指蹼缘上，当拇指尖下是穴。或者拇、食二指合拢，肌肉隆起最高处是穴。

委中：在膝部，膝横纹中点处取穴。

阳陵泉：在小腿外侧，摸到游离的高骨（腓骨小头）前下方即是本穴。

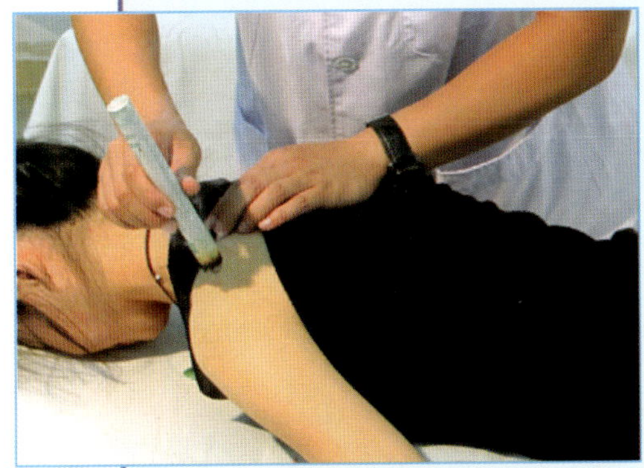

灸肩髎

【治疗方法】

温和灸或雀啄灸。每穴施灸5分钟，每日进行1次，以被施灸者感到施灸处温热为宜，局部皮肤可有微红现象。15日为1疗程，疗程间休息2、3日。

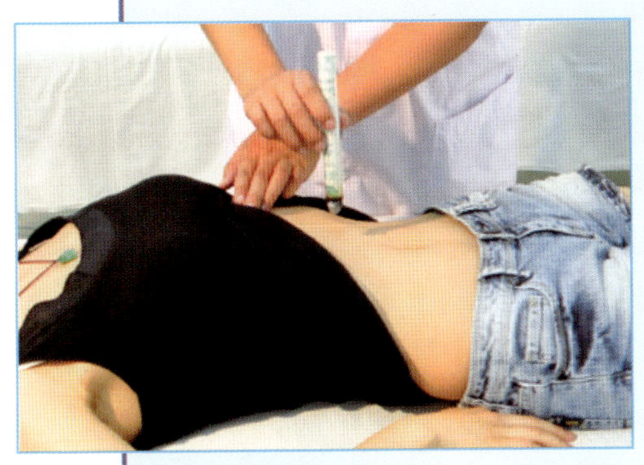

灸中脘

【日常保健】

1.患者艾灸治疗同时，应配合功能性恢复锻炼，并坚持不懈。

2.要作息规律，保证充足的睡眠时间，节制情绪。

3.禁止疲劳，保持大便通畅，禁烟酒。

面神经麻痹

面神经麻痹又称面瘫，是指由各种原因引起的面神经麻痹，是以面部表情肌群运动功能障碍为主要特征的一种常见病、多发病，不受年龄限制，四季均可发病，发病急骤，以一侧面部发病多见。主要表现为突然发病，口角歪向健侧，不能做皱眉、蹙额、鼓颊等动作，病侧鼻唇沟、额纹变浅或消失，眼睑闭合不全，病侧面部表情板滞。

【取穴】

地仓：瞳孔直下做一条垂线，口角旁做一条水平线，两线交点处取穴。

颊车：侧坐，下颌角前上方约1横指，当咀嚼时咬肌隆起高点处，放松时按之有酸胀感。

合谷：以一手的拇指指间关节横纹，放在另一手拇、食指之间的指蹼缘上，当拇指尖下是穴。或者拇、食二指合拢，肌肉隆起最高处是穴。

下关：颊车直上，在颧弓下缘取穴。

太阳：眼外角外侧，距眼外角约1横指。

风池：耳后乳突尖端稍内上方凹陷处，当胸锁乳突肌与斜方肌上端之间的凹陷中取穴。

四白：在面部，直视前方，瞳孔直下，沿眼眶向下约半横指，可触及一凹陷，按之酸胀。

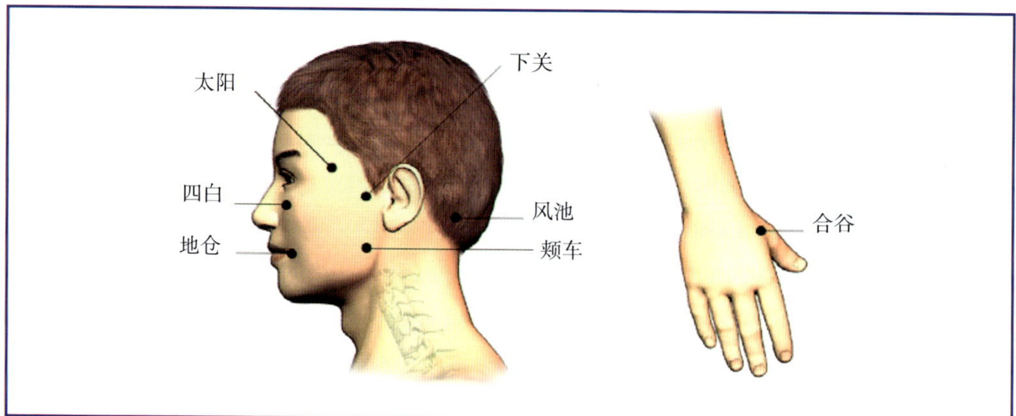

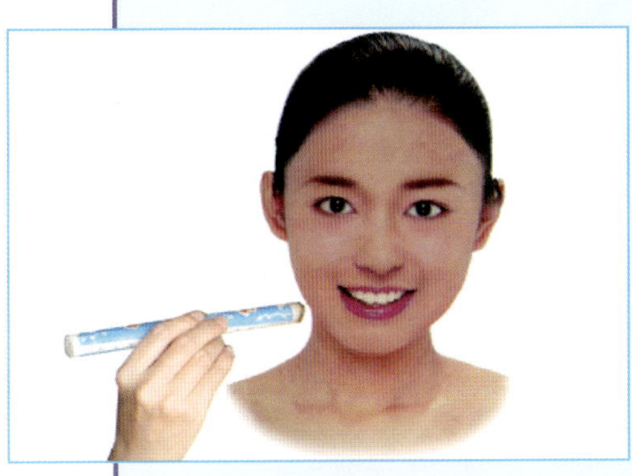
灸颊车

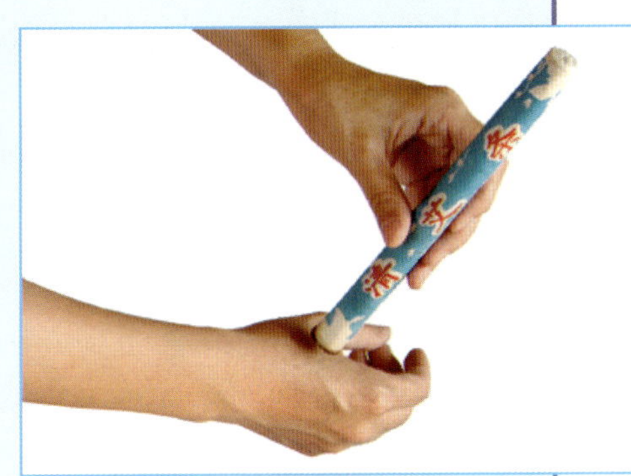
灸合谷

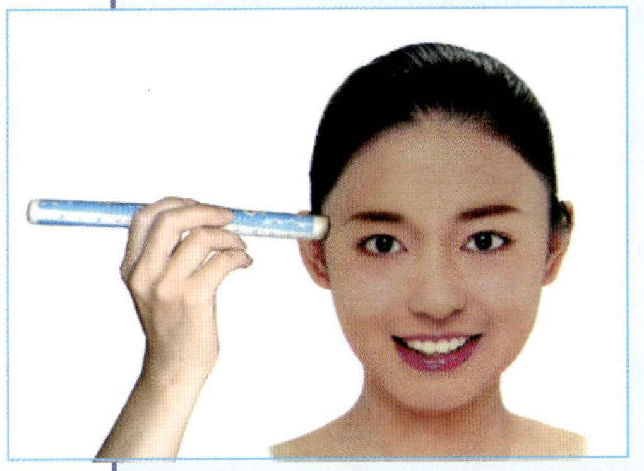
灸太阳

【治疗方法】

温和灸或雀啄灸。合谷穴施灸10分钟，其余各穴施灸5分钟，每日进行1次，以被施灸者感到施灸处温热为宜，局部皮肤可有微红现象。10日为1疗程，疗程间休息2、3日。病情严重时可用雀啄灸。

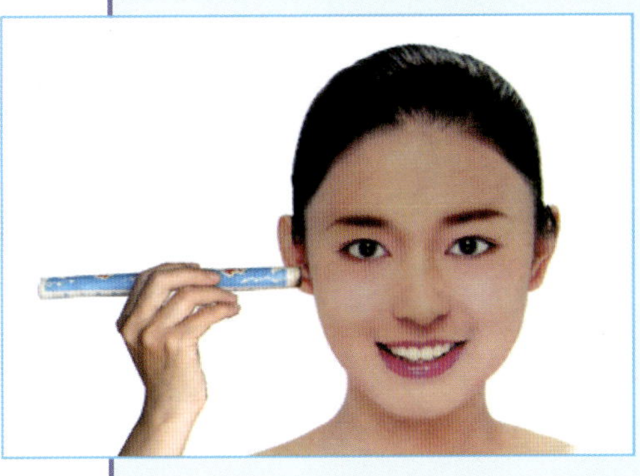
灸下关

【日常保健】

1.早发现早治疗，配合针刺疗法效果极佳。

2.避免吹风受凉。

3.饮食忌生冷油腻、不易消化的食品。

低血压

低血压是指体循环动脉压力低于正常状态为主要特点的临床综合征，安静状态下收缩压≤12千帕、舒张压≤8千帕。老年人收缩压≤13.33千帕即为低血压。主要表现为头晕、头胀、耳鸣、心悸、面色苍白、疲劳无力、四肢发凉、食欲差，消化不良等症状。

【取穴】

百会： 头部正中，两耳尖连线的交点处取穴。

足三里： 小腿外侧，外膝眼下3寸（约4横指）。

中脘： 在上腹部，前正中线上，脐中与胸剑联合部（心口窝上边）中点。

心俞： 第5胸椎棘突下凹陷，旁开约2横指（食、中指）处是穴。

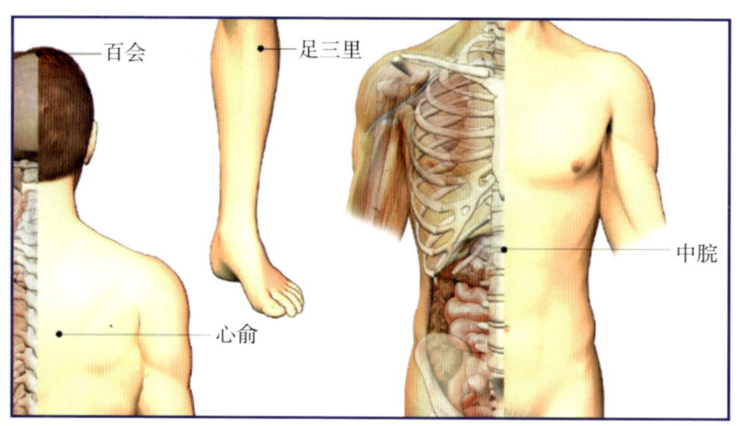

【治疗方法】

温和灸或雀啄灸。每穴施灸5分钟，每日进行1次，以被施灸者感到施灸处温热为宜，局部皮肤可有微红现象。10日为1疗程，疗程间休息2、3日。

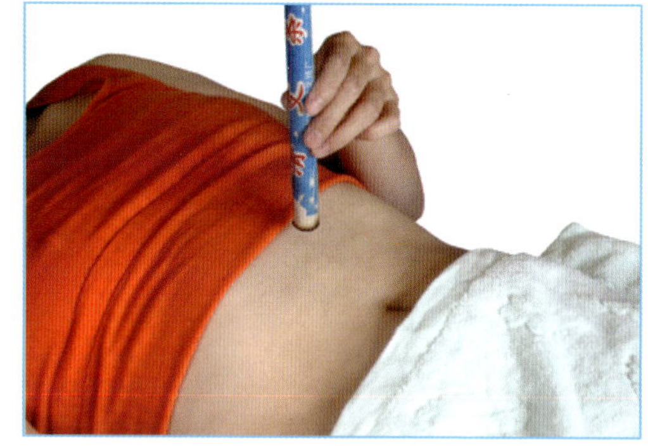

灸中脘

【日常保健】

1.适当锻炼身体以改善体质。运动量不宜过大，要持之以恒。

2.注意防止外伤出血。

3.要作息规律，饮食宜营养丰富，少食西瓜等通利之品。

遗精

遗精是指不因性交而精液自行外泄的一种疾病。其原因有：一是缺乏正确的性知识或有长期手淫的不良习惯；二是生殖器官局部的病变刺激，如包皮过长、包茎或尿道炎等。遗精是成年男子正常的生理现象，但次数超过每周2次以上，并伴有精神萎靡、腰酸腿软、心慌气喘等症状则属于病理性遗精。

【取穴】

肾俞： 第2腰椎棘突下凹陷，旁开约2横指（食、中指）处是穴。

关元： 脐下3寸（约4横指）。

三阴交： 在内踝高骨（内踝尖）直上约4横指处，胫骨内侧面后缘，按压有酸胀感。

神门： 腕关节掌侧第1横纹内侧端（近小指侧）取穴。

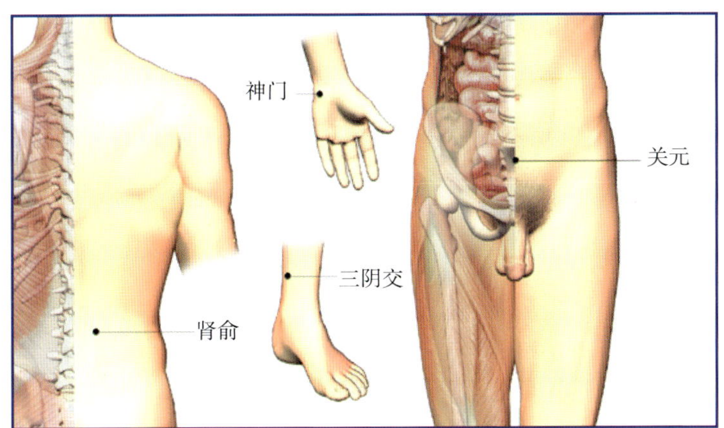

【治疗方法】

1.温和灸。诸穴各灸10分钟，每日1次，7日为1疗程。

2.若肾虚精关不固者可采用隔盐灸神阙，将脐窝用食盐填满，再将艾炷放于食盐上施灸，每次5～7壮，隔日1次，10次为1疗程；肾俞、关元等穴也可采用隔姜灸，方法同前。

【日常保健】

1.遗精久治不愈者可于长强穴隔姜灸15～25壮，每日1次。

2.青少年如偶发遗精属正常生理现象，无须过分关注，应将精力放于学习之上，并加强体育锻炼。

3.治疗期间忌食生冷，并停止房事。

阳痿

阳痿又名阴痿，属现代医学的性功能障碍，或性神经衰弱。本病在临床上较为常见。表现为性交时阴茎痿而不举，或举而不坚，或坚而不久，无法进行正常的性生活。且常伴有神疲乏力，酸膝酸软，畏寒肢冷，精神苦闷或小便不畅等。

【取穴】

三阴交：内踝高骨（内踝尖）直上约4横指处，胫骨内侧面后缘，按压有酸胀感。

肾俞：第2腰椎棘突下凹陷，旁开约2横指（食、中指）处是穴。

关元：脐下3寸（约4横指）。

命门：第2腰椎棘突下凹陷处是穴。

足三里：小腿外侧，外膝眼下3寸（约4横指）。

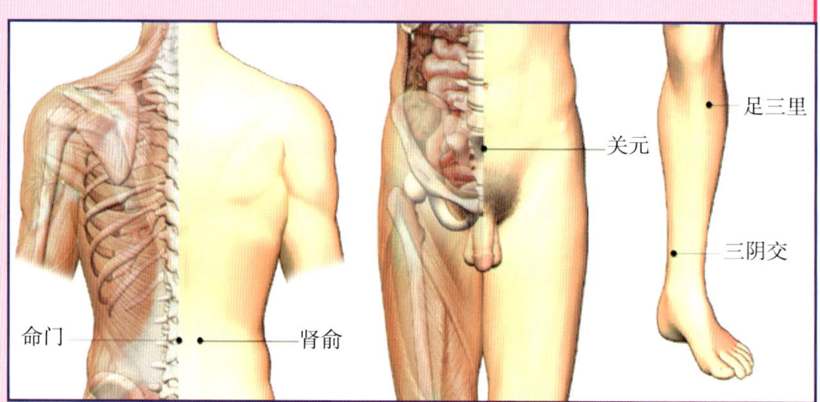

【治疗方法】

1.温和灸。诸穴各灸10分钟，每日1次，7日为1疗程。

2.阳虚者可采用隔姜灸或隔附子饼灸，每次5～7壮，隔日1次，10次为1疗程。

【日常保健】

1.治疗期间应忌生冷、油腻，节房事。

2.疏导心理，消除心结。95%阳痿属于功能性的，是可以治愈的。对于由于体力消耗过度或精神压力过大而偶尔出现的阳痿不用在意，身体或者精神恢复后症状自然消失。

早泄

早泄是指房事时过早射精而影响正常性交而言，是男子性机能障碍的常见病症，多与遗精、阳痿相伴出现。表现为阴茎进入阴道前或接触阴道后立即射精，以致不能进行正常的性交。或性交时间少于1分钟或运动少于15次即射精而无法满足正常的性生活。

【取穴】

关元：脐下3寸（约4横指）。

肾俞：第2腰椎棘突下凹陷，旁开约2横指（食、中指）处是穴。

肝俞：第9胸椎棘突下凹陷，旁开约2横指（食、中指）处是穴。

中极：以肚脐为中心，脐下约4指半处是穴。

太溪：由足内侧高骨（内踝尖）往后推至凹陷处（大约当内踝尖与跟腱间的中点）即是本穴。

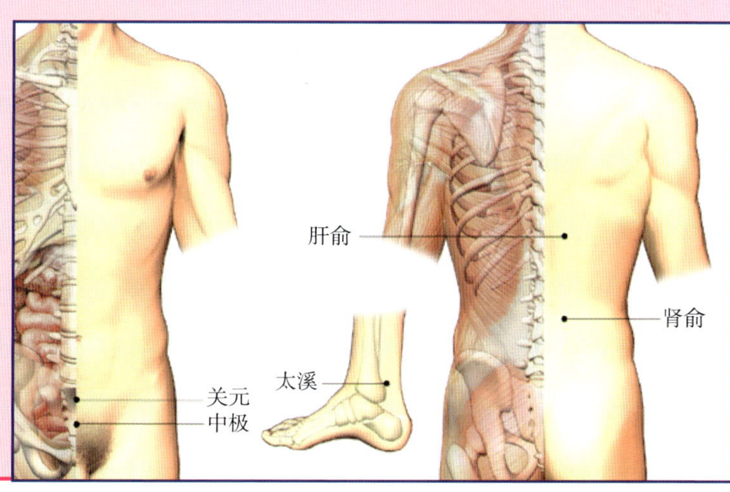

【治疗方法】

1.温和灸。诸穴各灸10分钟，每日1次，7日为1疗程。

2.肾虚者可采用隔姜灸或隔附子饼灸，每次5～7壮，隔日1次，10次为1疗程。

【日常保健】

1.治疗期间应忌食生冷、油腻、醇酒、厚味。亦应停止性生活。

2.可与心理疗法相配合，疏导患者心理，消除心结。

慢性前列腺炎

慢性前列腺炎是男性泌尿生殖系统常见病之一，包括慢性细菌性前列腺炎和非细菌性前列腺炎两种。主要表现为有反复发作的尿路感染症状，如尿频、尿急、尿痛、排尿烧灼感，排尿困难，尿潴留，后尿道、肛门、会阴区坠胀不适，持续时间超过3个月。

【取穴】

气海：脐下1.5寸（约2横指）。

关元：脐下3寸（约4横指）。

中极：以肚脐为中心，脐下4寸，约4横指半处是穴。

肾俞：坐位，身体两侧高骨（髂嵴）连线与脊柱相交所在的椎体为第4腰椎，向上推两个椎体，即第2腰椎棘突下凹陷，旁开约2横指（食、中指）处是穴。

足三里：小腿外侧，外膝眼下3寸（约4横指）。

太溪：由足内侧高骨（内踝尖）往后推至凹陷处（大约当内踝尖与跟腱间的中点）即是本穴。

会阴：侧卧位，男性在阴囊根部与肛门连线的中点，女性在大阴唇后联合与肛门连线的中点。

大敦：仰卧位，从足大趾甲外侧缘与基底部各做一垂线，两线的交点处是穴。

次髎：俯卧，先找身体后侧高骨（髂后上棘），其下1横指，再内1横指处是穴。

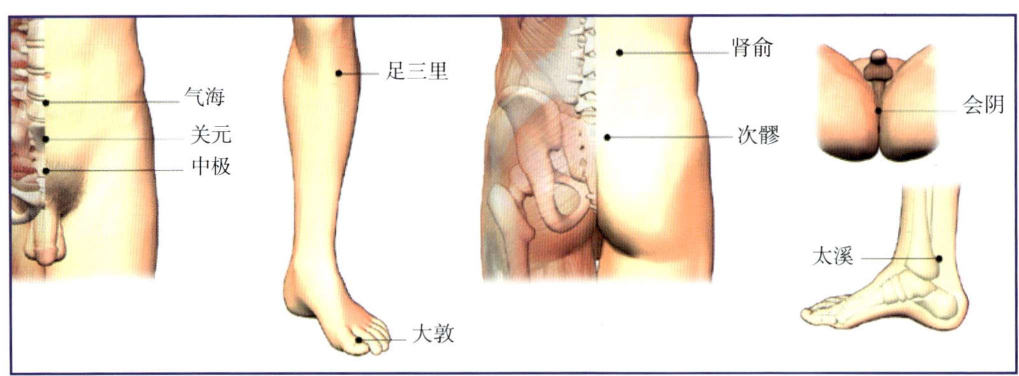

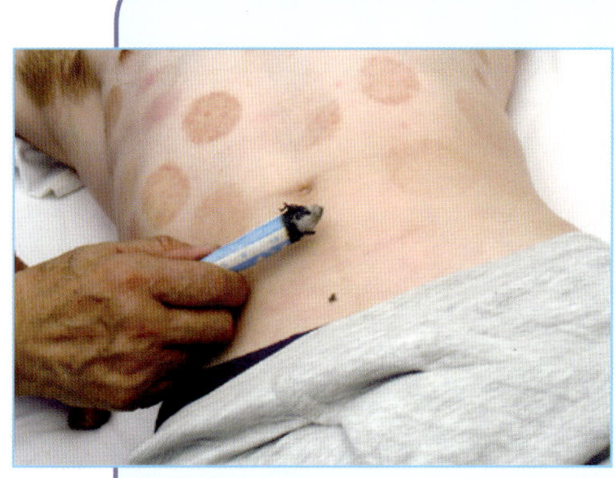
灸气海

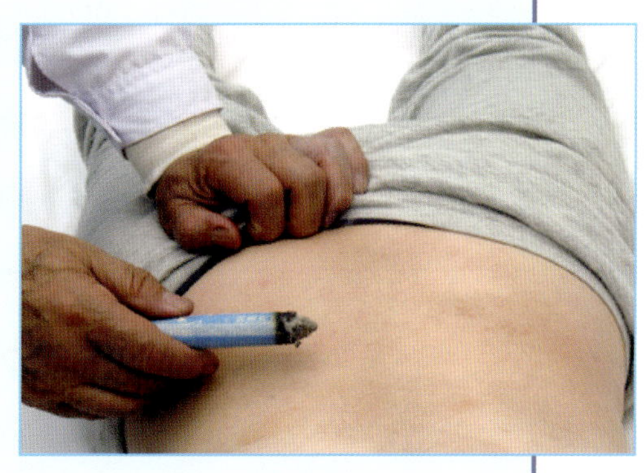
灸肾俞

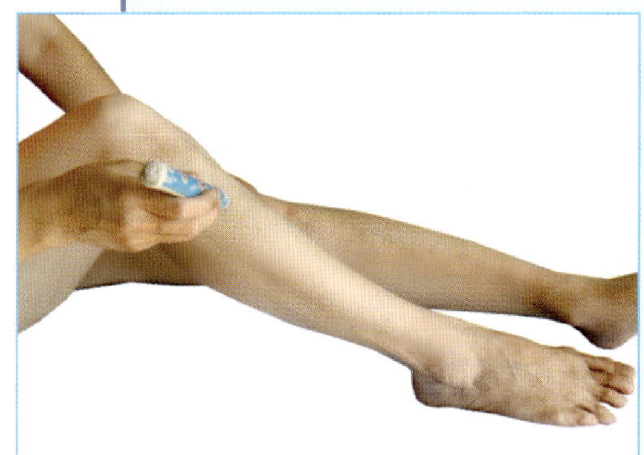
灸足三里

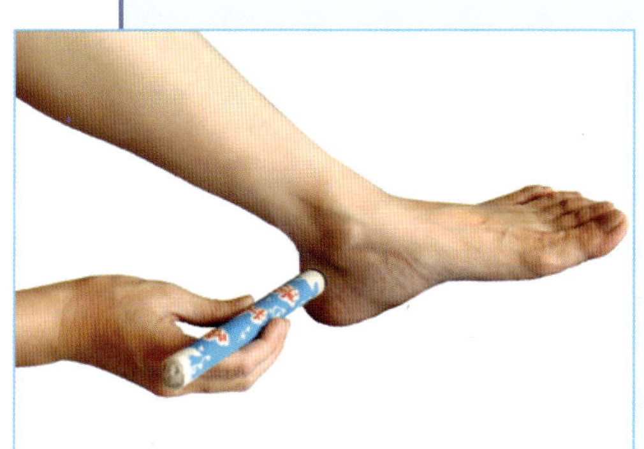
灸太溪

【治疗方法】

温和灸。每穴施灸5分钟，每日进行1次，以被施灸者感到施灸处温热为宜，局部皮肤可有微红现象。10日为1疗程，疗程间休息2、3日。

【日常保健】

1.多喝水，多排尿。

2.避免久坐及长时间骑车、骑马等，加强体育锻炼。

3.保持房事规律。

前列腺肥大

前列腺肥大又称前列腺增生，是老年男性常见疾病，是指由于前列腺的逐渐增大对尿道及膀胱出口产生压迫作用从而临床上表现为尿频、尿急、夜间尿次增加和排尿费力，并能导致泌尿系统感染、膀胱结石和血尿等并发症的疾病。

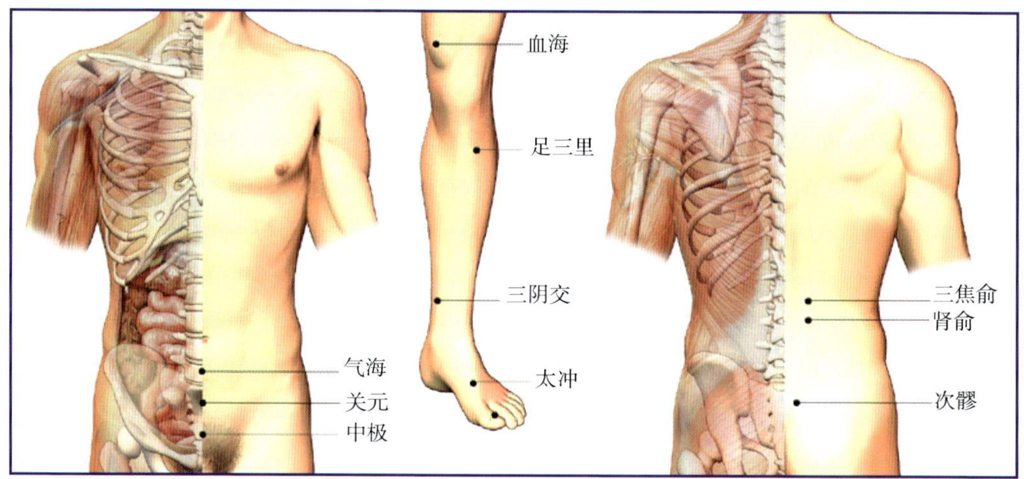

【取穴】

三焦俞：第1腰椎棘突下凹陷，旁开约2横指（食、中指）处是穴。

肾俞：第2腰椎棘突下凹陷，旁开约2横指（食、中指）处是穴

次髎：俯卧，先找身体后侧高骨（髂后上棘），其下1横指，再内1横指处是穴。

气海：脐下1.5寸（约2横指）。

中极：以肚脐为中心，脐下4寸，约4横指半处是穴。

关元：脐下3寸（约4横指）。

血海：屈膝，以左手掌心按于右膝髌骨上缘，第2~5指向上伸直，拇指约成45°斜置，拇指尖下是穴。

三阴交：在内踝高骨（内踝尖）直上约4横指处，胫骨内侧面后缘，按压有酸胀感。

足三里：小腿外侧，外膝眼下3寸（约4横指）。

太冲：由第1、2趾间交叉处向足背上推，至其两骨联合缘凹陷中（约交叉处上2横指）处，即是本穴。

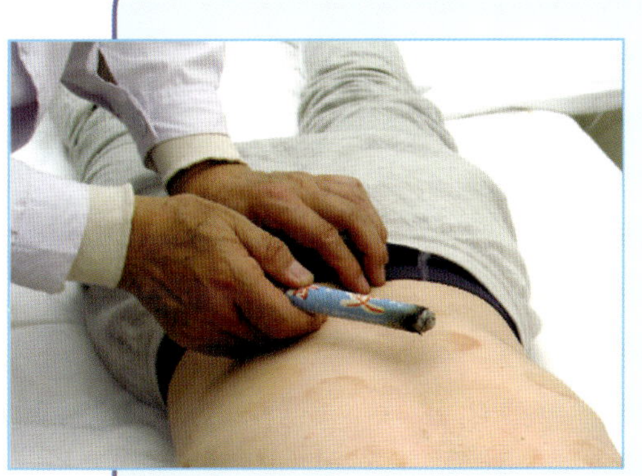

灸肾俞

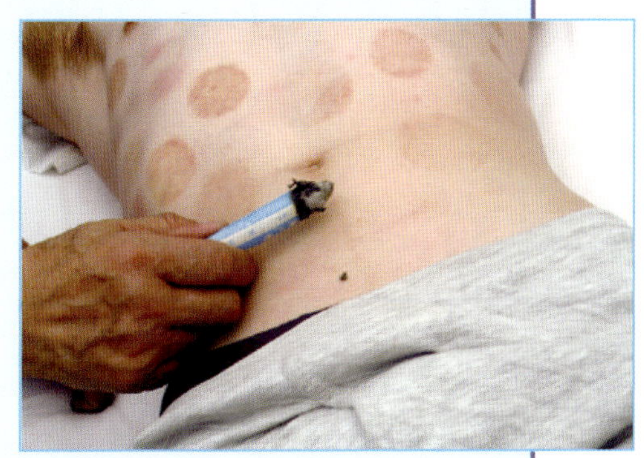

灸气海

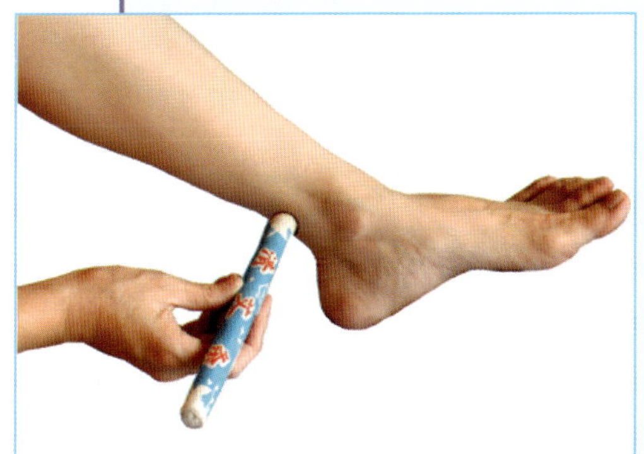

灸三阴交

【治疗方法】

温和灸。每穴施灸5分钟，每日进行1次，以被施灸者感到施灸处温热为宜，局部皮肤可有微红现象。10日为1疗程，疗程间休息2、3日。

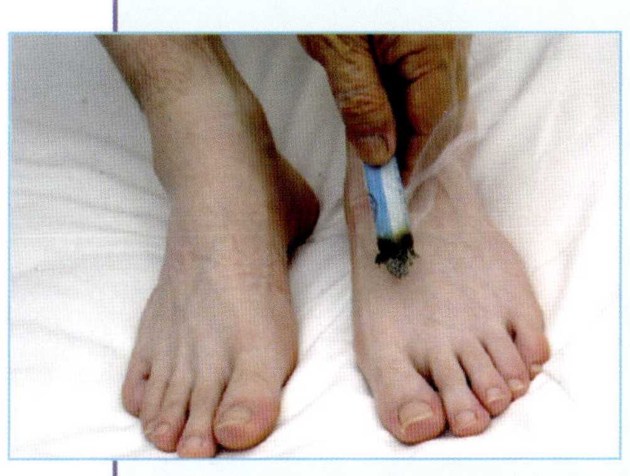

灸太冲

【日常保健】

1.保持心情舒畅，坚持锻炼以减少局部血液瘀滞，避免久坐及长时间骑车、骑马等。

2.不要憋尿，保持大便通畅。

3.保持房事规律。忌烟酒、咖啡。

更年期综合征

更年期综合征是指妇女从生育期向老年期过渡的一段时期，因卵巢功能逐渐衰退乃至丧失，雌激素水平下降而引起的植物神经功能紊乱所出现的一系列症状。一般始于45岁左右，历时10～20年，绝经是其重要标志。主要表现为月经量减少，头晕目眩，耳鸣，汗出，情绪不稳，健忘，多疑，注意力不集中，可伴有心慌、失眠、高血压等症状。

【取穴】

中极：以肚脐为中心，脐下4寸，约4横指半处是穴。

心俞：第5胸椎棘突下凹陷，旁开约2横指（食、中指）处是穴。

肝俞：第9胸椎棘突下凹陷，旁开约2横指（食、中指）处是穴。

肾俞：第2腰椎棘突下凹陷，旁开约2横指（食、中指）处是穴。

足三里：小腿外侧，外膝眼下3寸（约4横指）。

太冲：由第1、2趾间交叉处向足背上推，至其两骨联合缘凹陷中（约交叉处上2横指）处，即是本穴。

三阴交：在内踝高骨（内踝尖）直上约4横指处，胫骨内侧面后缘，按压有酸胀感。

子宫：脐下4寸（约4横指半），旁开4横指处。

悬钟：正坐位或仰卧位，从外踝高骨（外踝尖）向上4横指处是穴。

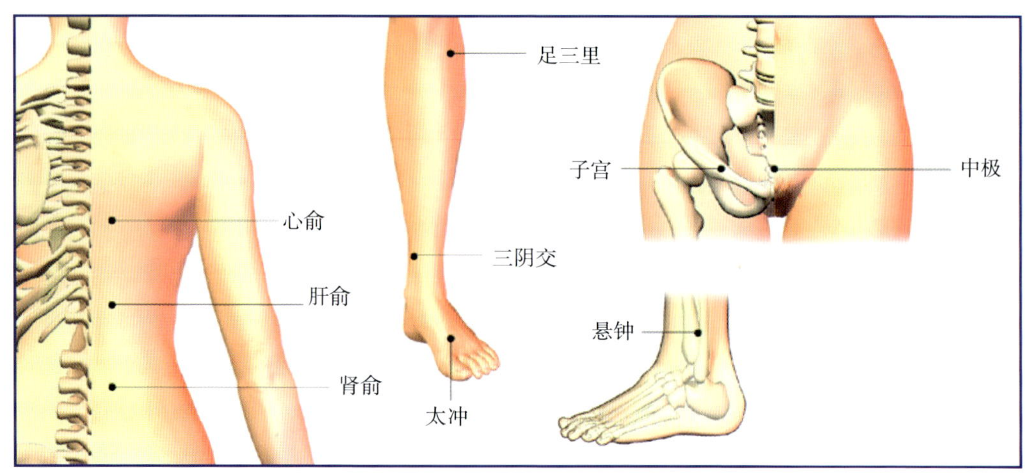

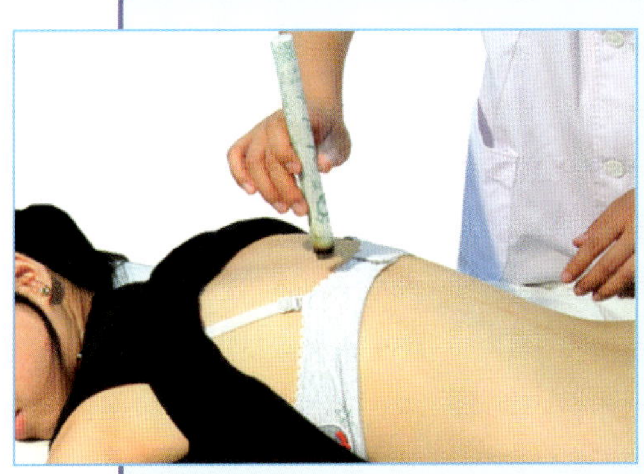

灸心俞

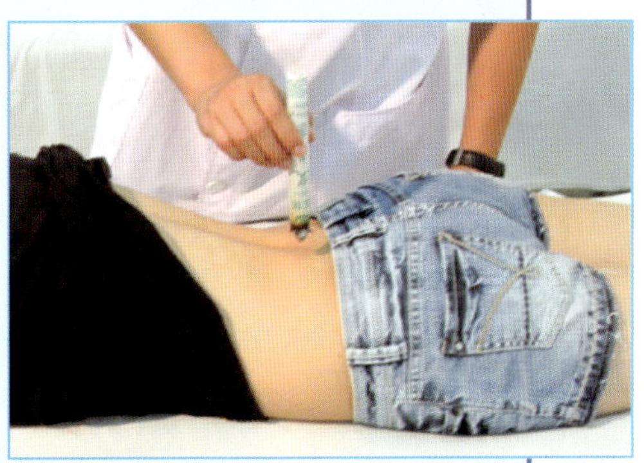

灸肾俞

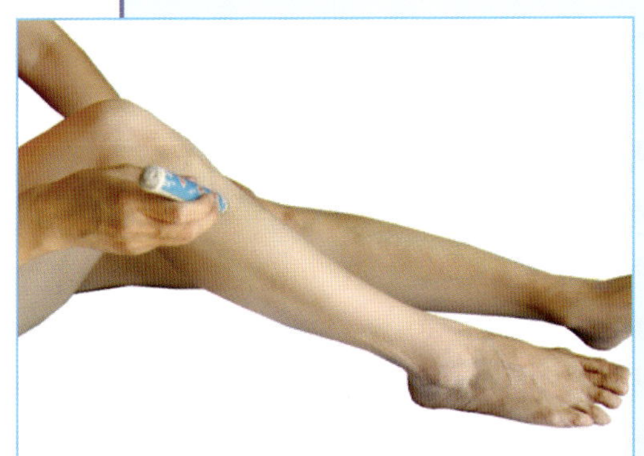

灸足三里

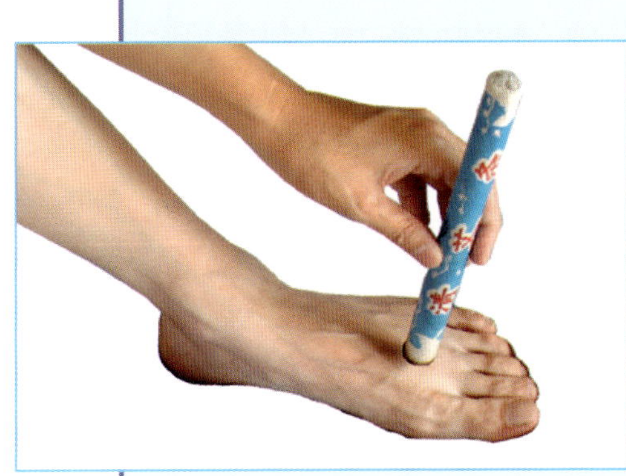

灸太冲

【治疗方法】

温和灸。每穴施灸5分钟，每日进行1次，以被施灸者感到施灸处温热为宜，局部皮肤可有微红现象。10日为1疗程，疗程间休息2、3日。宜长期施灸。

【日常保健】

1.保持心情舒畅，调整心态，逐步适应本时期。

2.作息规律，坚持户外锻炼以增强体质，提高机体对本时期的适应能力。

3.饮食宜清淡，忌烟酒、咖啡。

糖尿病

糖尿病是由于多种病因引起的以慢性高血糖为特征的代谢紊乱。本病是常见病、多发病，患者人数随着生活水平的提高、生活方式的改变逐年迅速增加，现已成为发达国家中继心血管病、肿瘤之后的第三大非传染性疾病，是严重威胁人类健康的世界性公共卫生问题之一。主要表现为多饮、多尿、多食、消瘦，可伴有疲乏无力，皮肤瘙痒，汗出，视力模糊，肢体麻木，伤口难愈合，免疫力下降等症状。

【取穴】

肺俞：第3胸椎棘突下凹陷，旁开约2横指（食、中指）处是穴。

脾俞：由平双肩胛骨下角之椎骨（第7胸椎），往下推4个椎骨，即第11胸椎棘突下凹陷，旁开约2横指（食、中指）处是穴。

肾俞：第2腰椎棘突下凹陷，旁开约2横指（食、中指）处是穴。

大椎：颈部最高骨、第7颈椎棘突下。

胰俞：第8胸椎棘突下凹陷，旁开约2横指（食、中指）处是穴。

阳池：腕背横纹中点即是本穴。

阳陵泉：在小腿外侧，摸到游离的高骨（腓骨小头）前下方即是本穴。

足三里：小腿外侧，外膝眼下3寸（约4横指）。

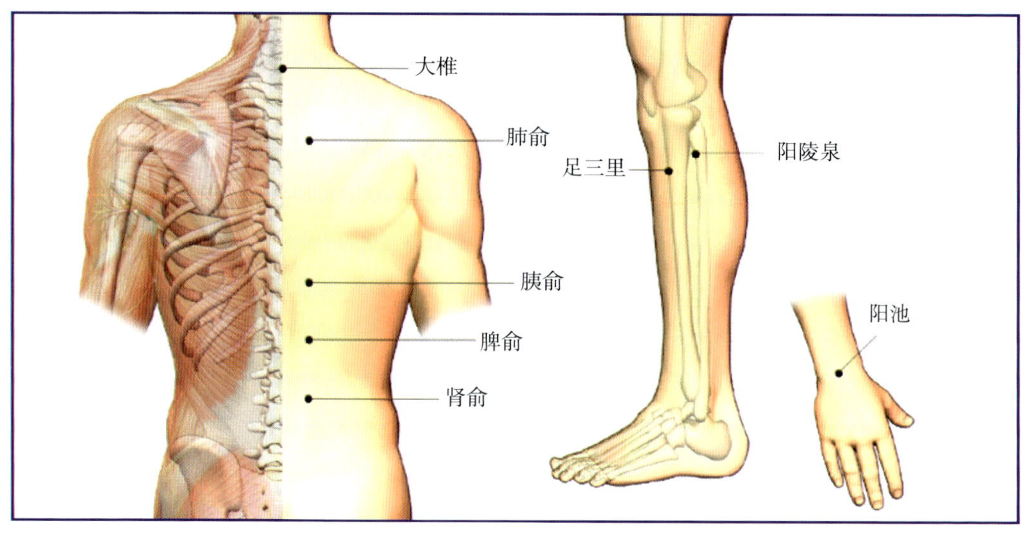

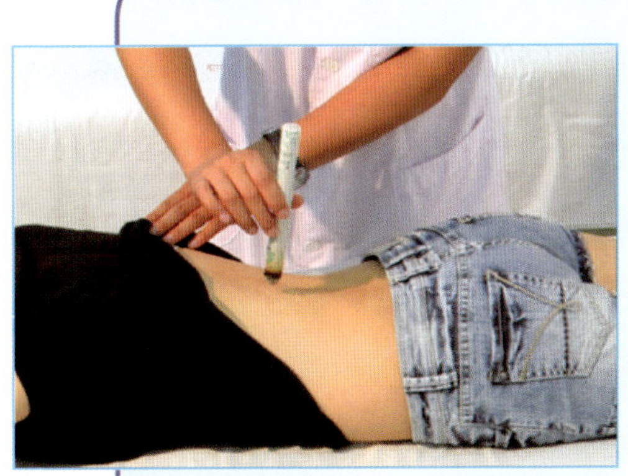

灸脾俞

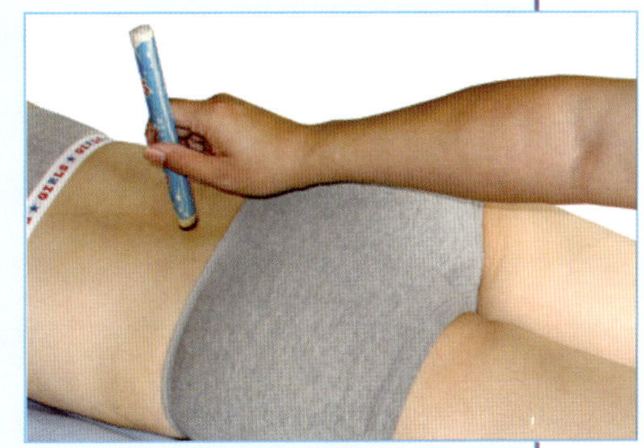

灸肾俞

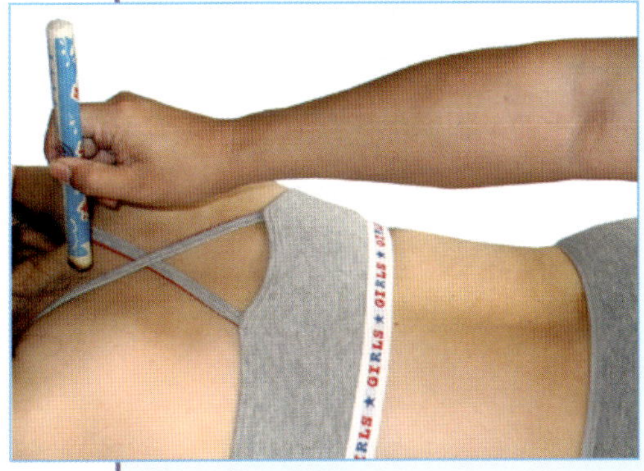

灸大椎

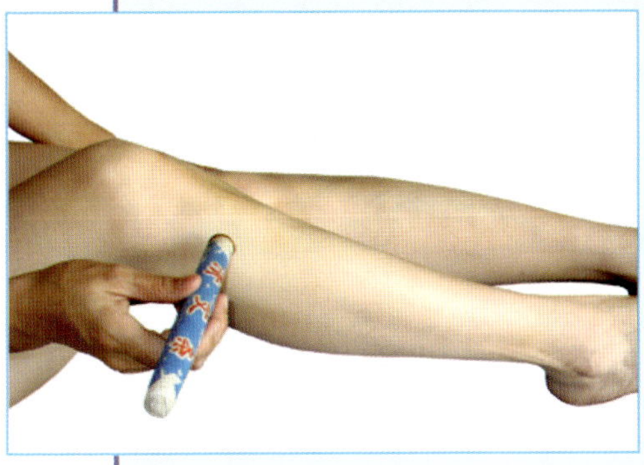

灸足三里

【治疗方法】

温和灸。每穴施灸5分钟，每日进行1次，以被施灸者感到施灸处温热为宜，局部皮肤可有微红现象。10日为1疗程，疗程间休息2、3日。宜长期施灸。

【日常保健】

1.保持心情舒畅，避免精神紧张。

2.作息规律，坚持户外锻炼以增强体质，节制房事。

3.饮食宜低糖饮食，不可过饱，忌烟酒、咖啡。

4.应积极控制血糖，防止并发症发生。

小儿腹泻

小儿腹泻是指由多种原因引起的以腹泻为主的疾病。是2岁以下婴幼儿的常见病，好发于10月、11月。主要表现为大便次数增多和性状改变，可伴有发热、呕吐、腹痛、肠鸣等症状及不同程度水、电解质、酸碱平衡紊乱。

【取穴】

肺俞：第3胸椎棘突下凹陷，旁开约2横指（食、中指）处是穴。

天枢：坐位或仰卧位，肚脐旁开约2横指处，按压有酸胀感。

足三里：小腿外侧，外膝眼下3寸（约4横指）。

神阙：肚脐正中心。

大肠俞：第4腰椎棘突下凹陷，旁开约2横指（食、中指）处是穴。

上巨虚：小腿外侧，足三里下3寸（约4横指）。

下巨虚：小腿外侧，上巨虚下3寸（约4横指）。

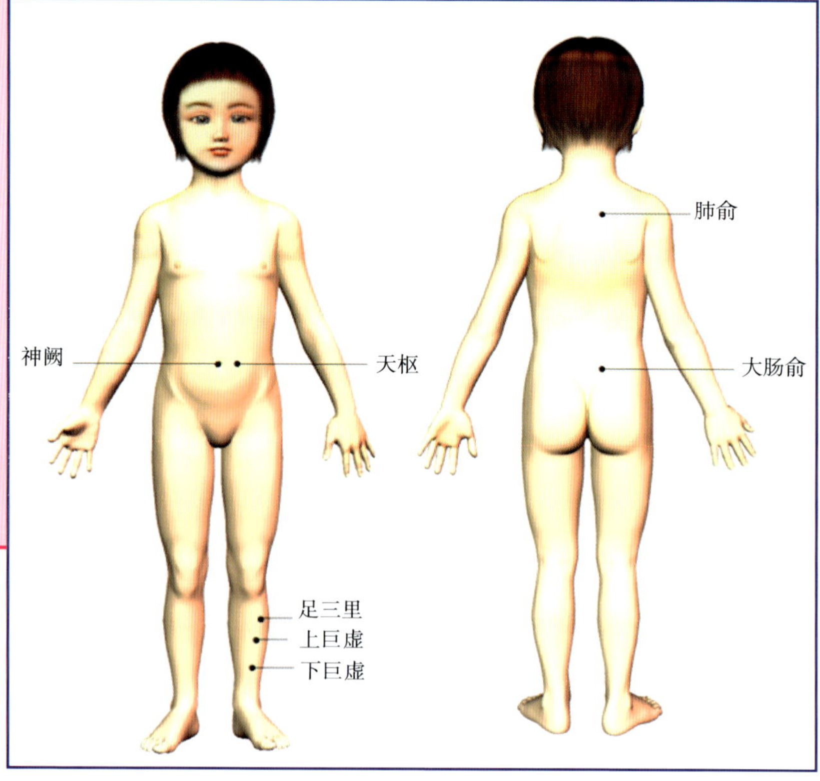

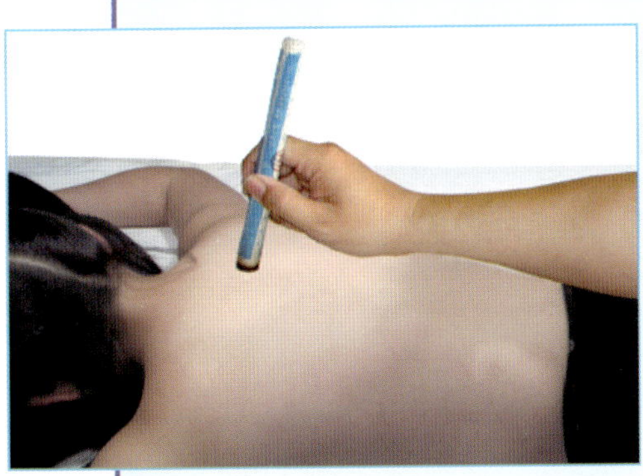
灸肺俞

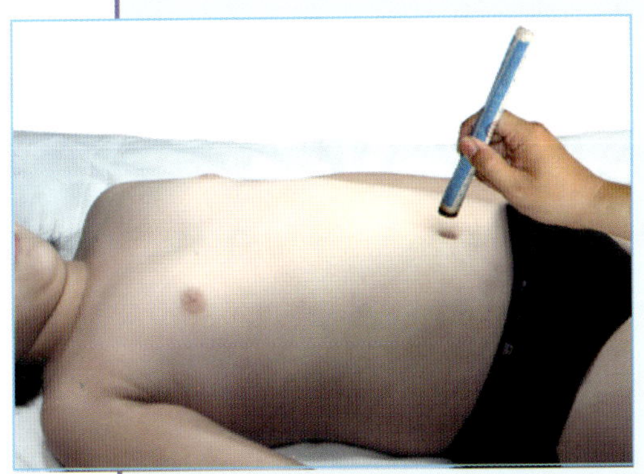
灸天枢

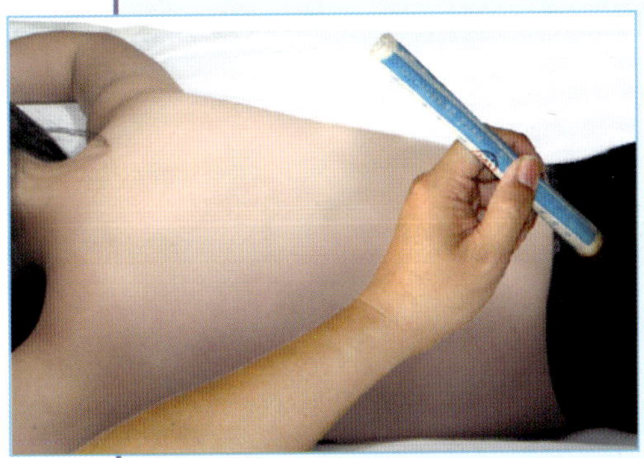
灸大肠俞

【治疗方法】

温和灸。每穴施灸5分钟，每日进行1次，以被施灸者感到施灸处温热为宜，局部皮肤可有微红现象。一般2、3日可见效，见效后应隔日一灸，病愈即止。3岁以下婴幼儿可视情况选择2、3穴位进行艾灸治疗。

【日常保健】

1.如重度腹泻，应立即去医院就诊。

2.多饮点温开水，并在开水中加少许食盐。

3.饮食宜清淡，不可随意食用零食、快餐、生冷、油炸、烧烤等食物。

小儿遗尿

小儿遗尿是指3岁以上儿童在入睡以后不自觉地排尿，俗称尿床。主要表现为小儿夜间睡眠时不自觉地排尿，醒后方知，轻者数夜1次，重者1夜1～2次，可伴有面色萎黄或苍白，小便清长频数，易疲倦，食欲差等症状。

【取穴】

肾俞：第2腰椎棘突下凹陷，旁开约2横指（食、中指）处是穴

膀胱俞：骶椎棘突下凹陷，旁开约2横指（食、中指）处是穴。

关元：脐下3寸（约4横指）。

中极：以肚脐为中心，脐下4寸，约4横指半处是穴。

三阴交：在内踝高骨（内踝尖）直上约4横指处，胫骨内侧面后缘，按压有酸胀感。

大椎：颈部最高骨、第7颈椎棘突下。

百会：头部正中，两耳尖连线的交点处取穴。

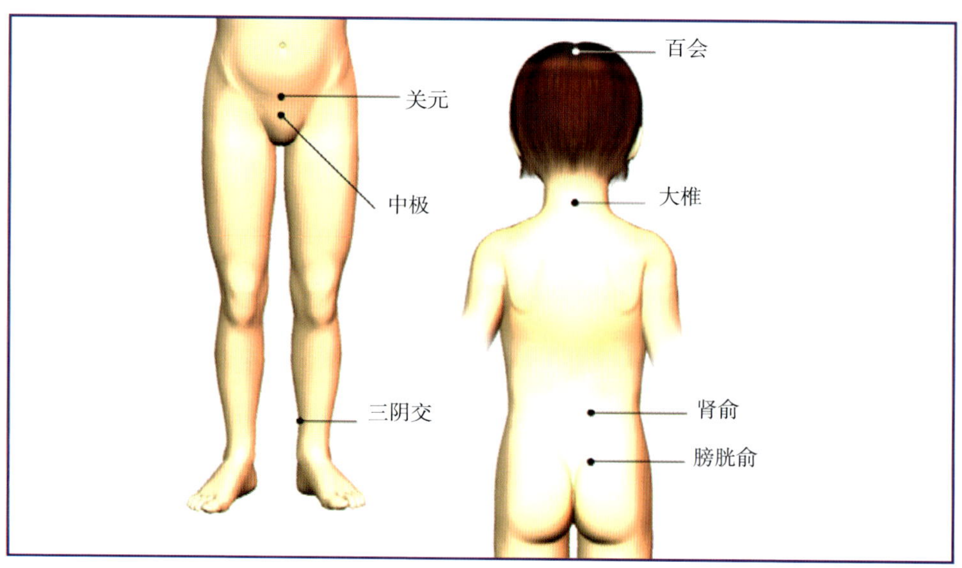

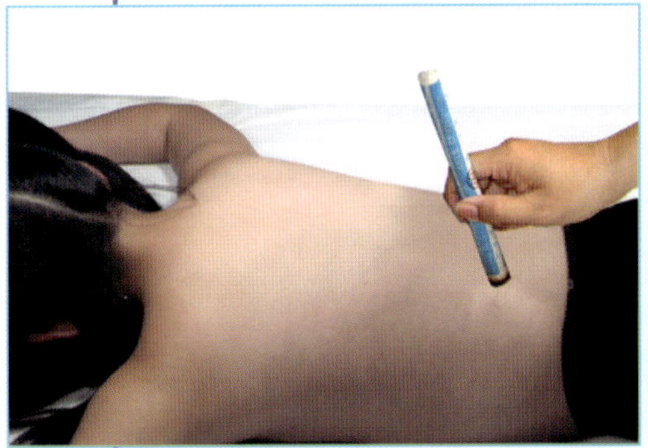
灸肾俞

【治疗方法】

温和灸。在百会、三阴交穴各施灸3分钟，在关元、中极、大椎、肾俞、膀胱俞各灸5分钟，每日进行1次，以被施灸者感到施灸处温热为宜，局部皮肤可有微红现象。5日为1疗程，疗程间休息1、2日。

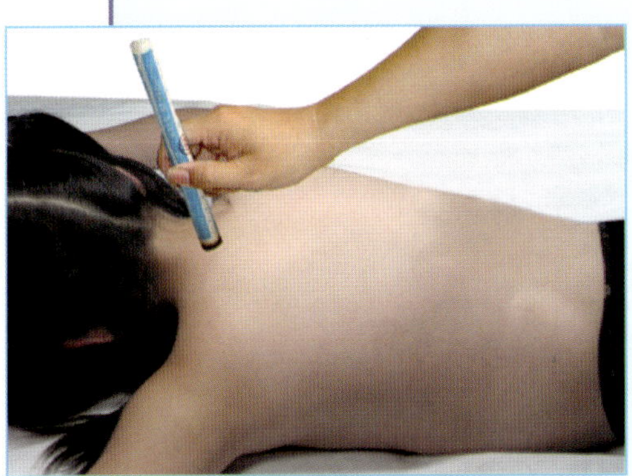
灸大椎

【日常保健】

1.保持小儿的个人卫生，注意清洗局部，尿湿后要及时更换衣物。

2.在整个疗程中，要有耐心逐渐纠正患儿害羞、焦虑、恐惧及畏缩等情绪或行为，照顾到患儿的自尊心，多劝慰鼓励，少斥责、惩罚，减轻其心理负担。

3.晚饭后避免饮水，睡觉前排空膀胱内的尿液，半夜叫醒小便，可减少尿床的次数。

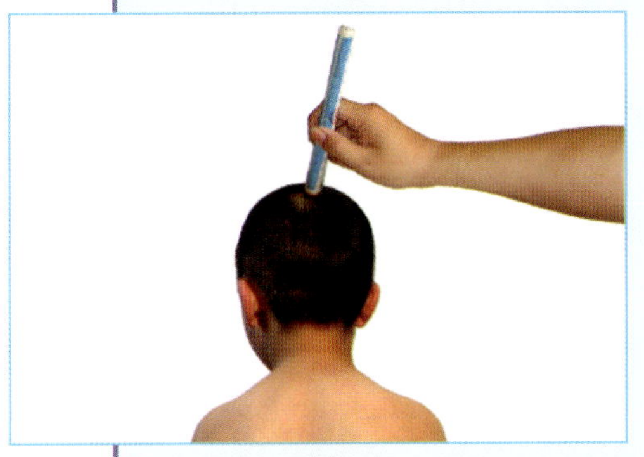
灸百会

小儿厌食

小儿厌食是指长期的食欲减退或消失，以食量减少为主要症状，是一种慢性消化功能紊乱综合征，是儿科常见病、多发病，1～6岁小儿多见。严重者可导致营养不良、贫血、佝偻病及免疫力低下，出现反复呼吸道感染，对儿童生长发育、营养状态和智力发展也有不同程度的影响。主要表现为食欲不振、呕吐、腹泻、便秘、腹胀、腹痛甚至便血、身体消瘦、毛发稀疏、烦躁、注意力不集中等。

【取穴】

中脘：仰卧位，在上腹部，前正中线上，脐中与胸剑联合部（心口窝上边）中点。

脾俞：第11胸椎棘突下凹陷，旁开约2横指（食、中指）处是穴。

身柱：低头找颈项部最高骨（第7颈椎），向下数3个椎体（即第3胸椎），椎体下凹陷处是穴。

四缝：仰掌伸指，在手指第2～5指掌面的近侧指横纹（向心）的中央。

足三里：小腿外侧，外膝眼下3寸（约4横指）。

胃俞：第12胸椎棘突下凹陷，旁开约2横指（食、中指）处是穴。

三阴交：在内踝高骨（内踝尖）直上约4横指处，胫骨内侧面后缘，按压有酸胀感。

神阙：肚脐正中心。

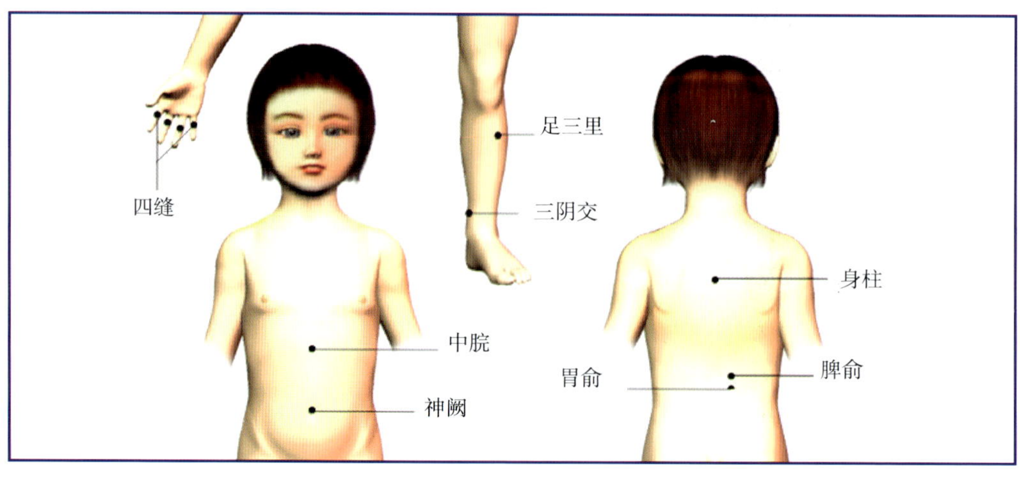

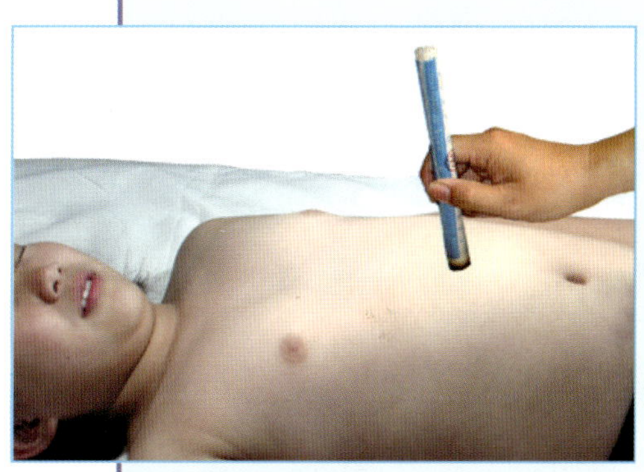

灸中脘

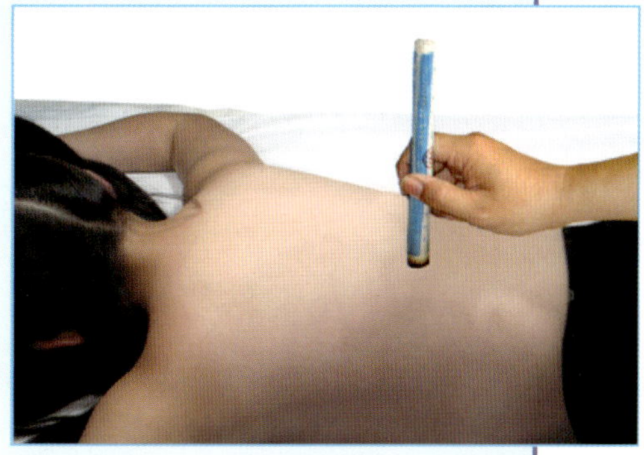

灸脾俞

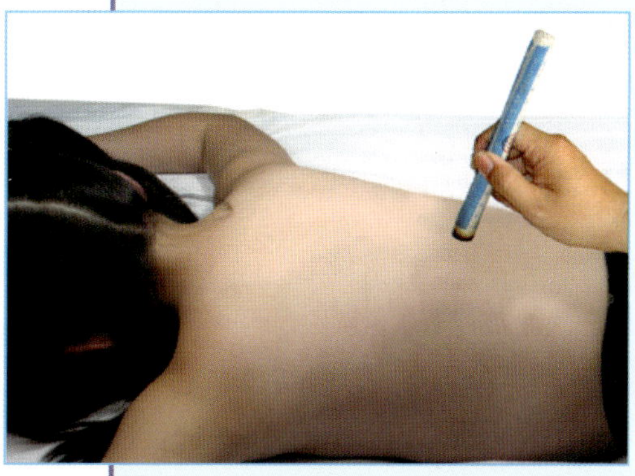

灸胃俞

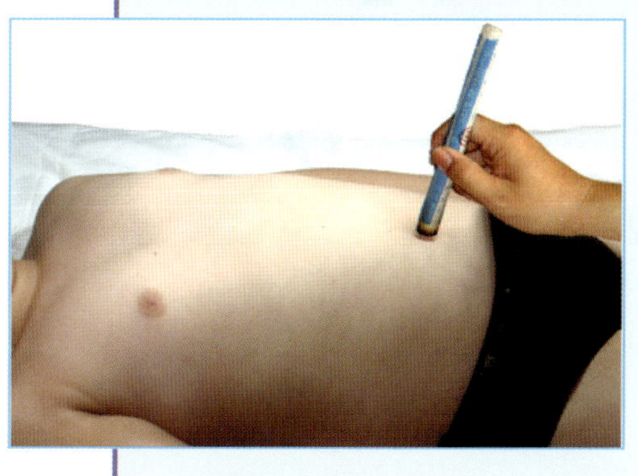

灸神阙

【治疗方法】

温和灸。每穴施灸5分钟，每日进行1次，以被施灸者感到施灸处温热为宜，局部皮肤可有微红现象。5日为1疗程，疗程间休息1、2日。

【日常保健】

1.进食环境要保持良好，不可在进食时有训斥、争吵等过激行为。

2.规律饮食，少吃零食，少饮高热量饮料，定时进食，不可过饥过饱，宜食易消化食物。

小儿营养不良

小儿营养不良主要是由于小儿能量和（或）蛋白质不足而引起的一种慢性营养性疾病，常见于3岁以下的婴幼儿，在我国农村，尤其是边远地区，在小儿常见患病种类比例很高。主要表现为精神萎靡，面色苍白，乏力，纳呆，形体消瘦，皮下脂肪减少，肌肉松弛，头发枯槁，腹大，甚至智力发育迟缓，可伴有凹陷性水肿及其他各种维生素缺乏症状。

【取穴】

中脘：仰卧位，在上腹部，前正中线上，脐中与胸剑联合部（心口窝上边）中点。

脾俞：第11胸椎棘突下凹陷，旁开约2横指（食、中指）处是穴。

神阙：肚脐正中心。

合谷：以一手的拇指指间关节横纹，放在另一手拇、食指之间的指蹼缘上，当拇指尖下是穴。或者拇、食二指合拢时，肌肉隆起最高处是穴。

命门：坐位，身体两侧高骨（髂嵴）连线与脊柱相交所在的椎体为第4腰椎，向上推两个椎体，即第2腰椎棘突下凹陷处是穴。

四缝：仰掌伸指，在手指第2-5指掌面的近侧指横纹（向心）的中央。

胃俞：第12胸椎棘突下凹陷，旁开约2横指（食、中指）处是穴。

足三里：小腿外侧，外膝眼下3寸（约4横指）。

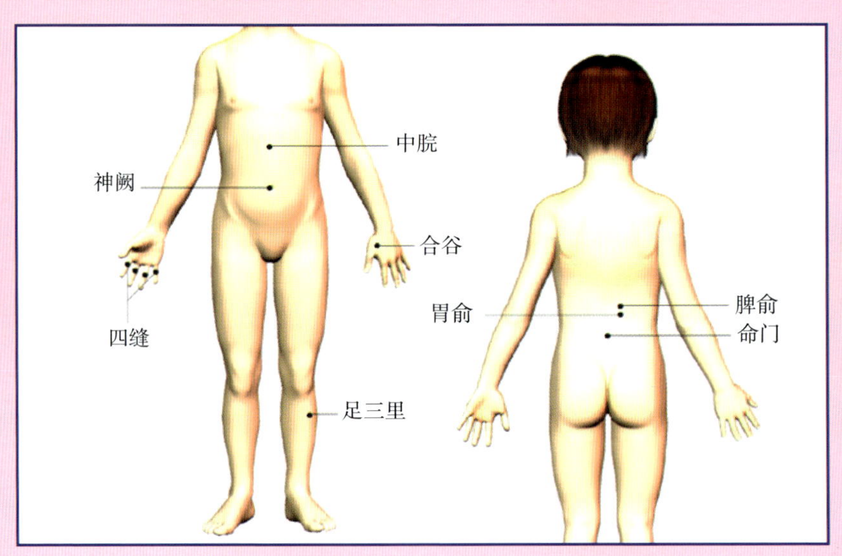

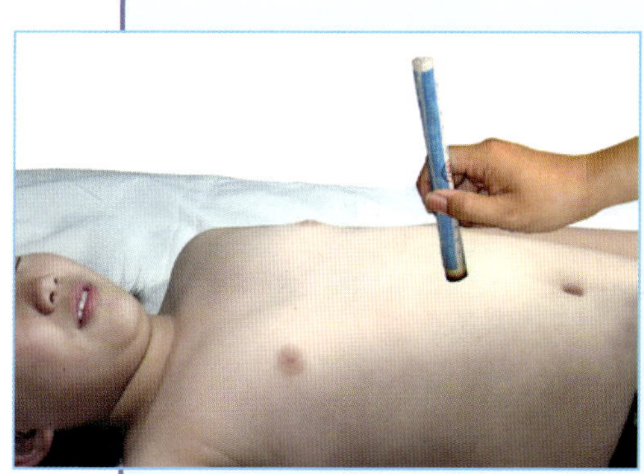

灸中脘

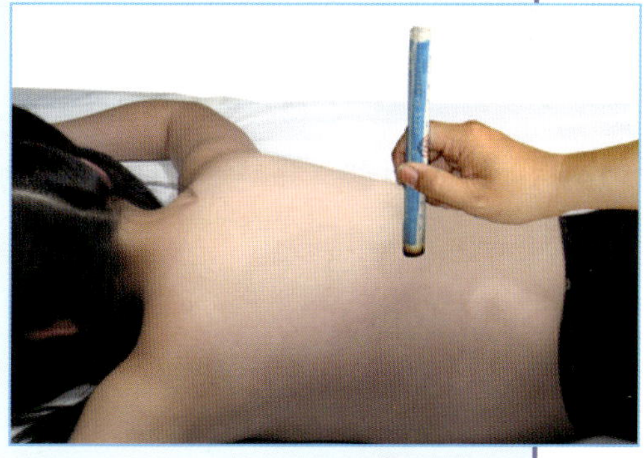

灸脾俞

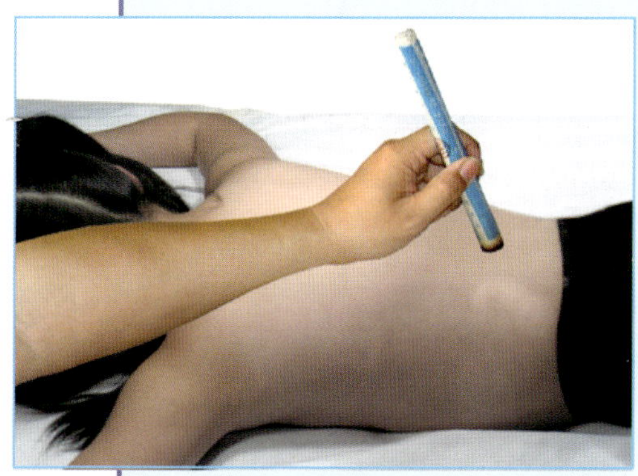

灸命门

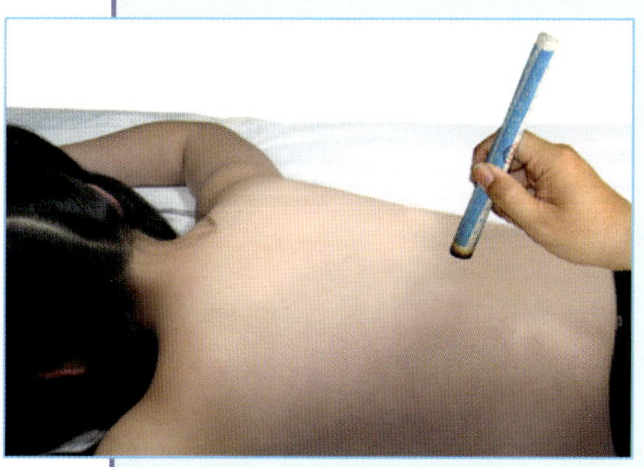

灸胃俞

【治疗方法】

温和灸。每穴施灸5分钟，每日进行1次，以被施灸者感到施灸处温热为宜，局部皮肤可有微红现象。5日为1疗程，疗程间休息1、2日。

【日常保健】

1.保证小儿充足睡眠，纠正不良卫生习惯，适当安排户外活动和体育锻炼，以增进食欲，提高消化能力。

2.本病临床已少见，婴幼儿尽可能给予母乳喂养。

3.治疗期间忌食生冷、油腻食物。

心律失常

心律失常是指心脏冲动的起源频率、节律、传导速度与激动次序的异常，患者自觉心中悸动、惊惕不安、不能自制的一种病症。主要表现为心悸、心烦或紧张，可伴见胸闷气短，疲倦无力，头晕喘促，甚至不能平卧等症状。心跳过缓一般低于每分钟60次，心跳过快一般超过每分钟100次，或时快时慢，或有期前收缩。

【取穴】

心俞：第5胸椎棘突下凹陷，旁开约2横指（食、中指）处是穴。

内关：腕关节掌侧第 1横纹中点直上约2横指处，与外关相对，用力按压有酸胀感。

足三里：小腿外侧，外膝眼下3寸（约4横指）。

膻中：身体前正中线上，两乳头连线中点处是穴。

中脘：上腹部，前正中线上，脐中与胸剑联合部（心口窝上边）中点。

关元：脐下3寸（约4横指）。

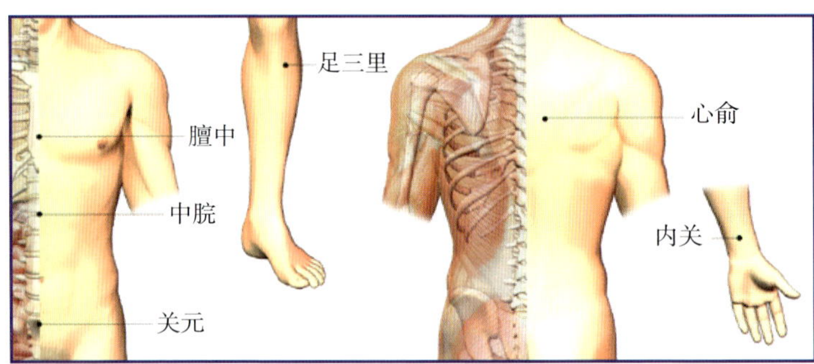

【治疗方法】

温和灸。先灸背部穴位，再灸胸腹部穴位，之后再灸其他部位穴位。每穴施灸5分钟，每日进行1次，以被施灸者感到施灸处温热为宜，局部皮肤可有微红现象。10日为1疗程，疗程间休息1、2日，长期治疗。

【日常保健】

1.居住环境要安静，不可过度疲劳，作息时间要规律。

2.保持心情舒畅，情绪稳定勿激动。

3.饮食有节，不可暴饮暴食，宜饮食清淡，禁烟酒、浓茶、咖啡等。

第四章

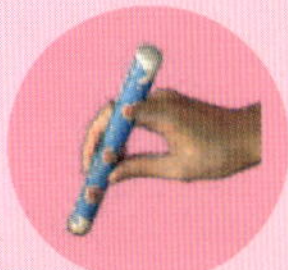

艾灸缓解疼痛

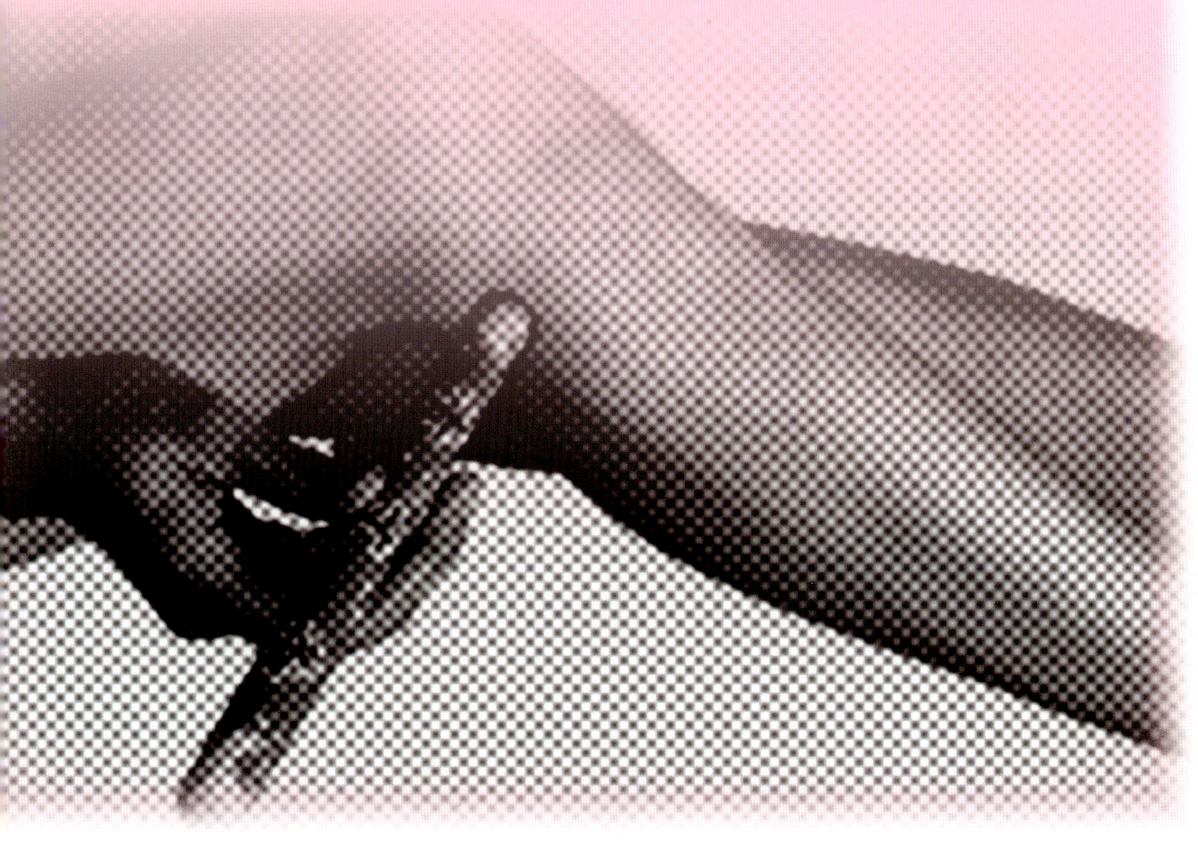

头痛

头痛是患者自觉头部疼痛的一类病症，多种急、慢性疾病，如眼、口、鼻等头面部病变和许多全身性疾病均可出现头痛，其病因复杂，涉及面很广。常见于西医学的紧张性头痛、血管神经性头痛以及脑膜炎、高血压、脑动脉硬化、头颅外伤、脑震荡后遗症等疾病。

1. 外感头痛:头痛连及项背，发病较急，痛无休止，外感表证明显。

兼恶风畏寒，口不渴，苔薄白，脉浮紧，为风寒头痛；头痛而涨，发热，口渴欲饮，小便黄，苔黄，脉浮紧，为风热头痛；头痛如裹，肢体困重，苔白腻，脉濡，为风湿头痛。

2. 内伤头痛:头痛发病较缓，多伴头晕，痛势绵绵，时止时休，遇劳或情志刺激而发作，加重。

【取穴】

列缺：腕第 1横纹上 1.5寸，前臂掌侧面外 1/6与内5/6交界处，桡动脉外侧。

百会：头部正中，两耳尖连线的交点处取穴。

太阳：眼外角外侧，距眼外角约 1横指。

风池：耳后乳突尖端稍内上方凹陷处，当胸锁乳突肌与斜方肌上端之间的凹陷中取穴。

头维：以手指触及额角发际前上部，咀嚼或咬牙时动处是穴。

足三里：小腿外侧，外膝眼下3寸（约4横指）。

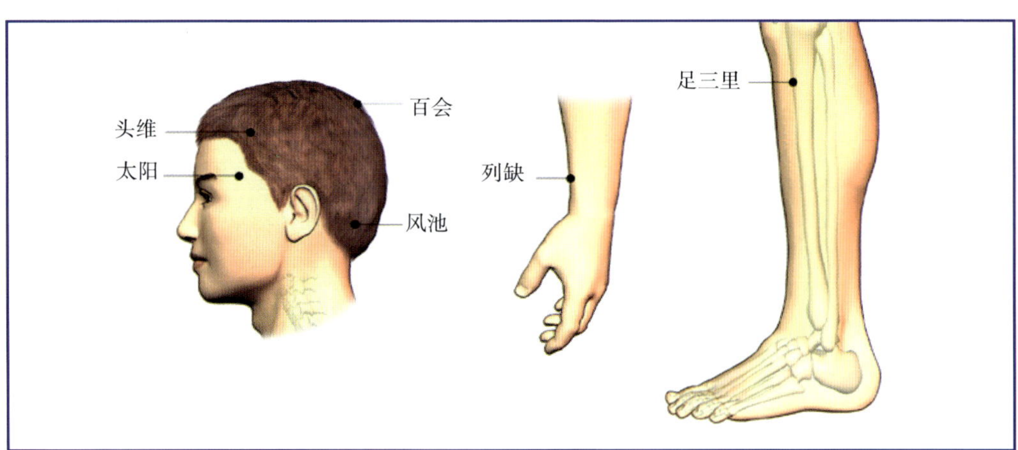

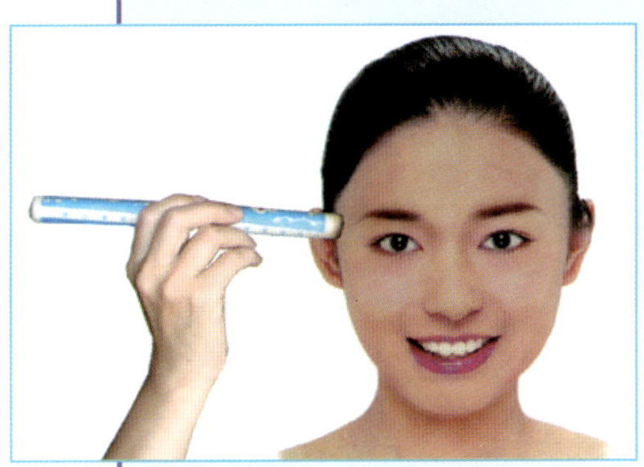

灸太阳

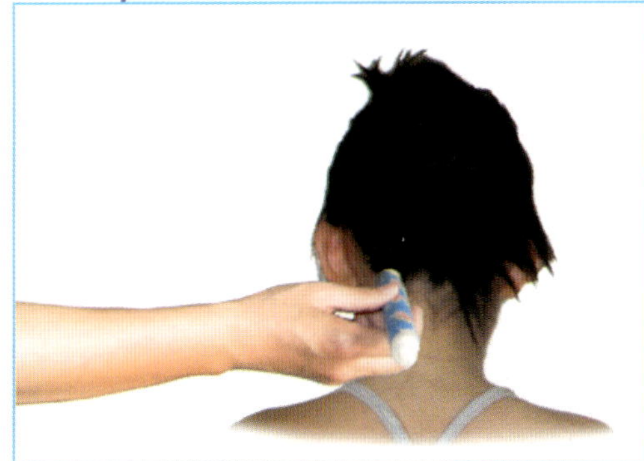

灸风池

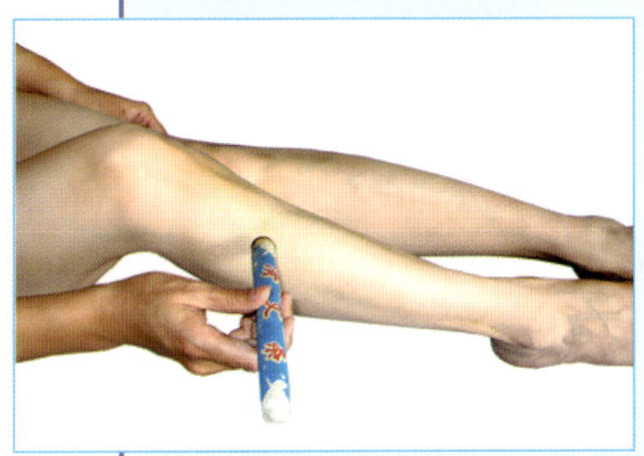

灸足三里

【治疗方法】

用艾条施以温和灸、雀啄灸、回旋灸交替操作，在百会、头维、太阳、风池穴各灸5分钟，在列缺、足三里各灸3分钟。以患者出汗为佳。整个过程不超过30分钟。或用艾炷隔物灸（附子片、生姜片、葱白饼等均可选用），每穴灸3～5壮或5～10分钟。每日1次，5～7天为1个疗程。

【日常保健】

1.对于多次治疗无效或逐渐加重者，要查明原因，尤其是要排除颅内占位性病变。

2.头痛患者在治疗期间，应禁烟酒，适当参加体育锻炼，避免过劳和精神刺激，注意休息。

3.头痛发作时，用适量热水烫手，水温70～80℃，一般10分钟后头痛会开始缓解。烫手30分钟后，头痛可基本消失。

肩膀僵硬酸痛

肩膀僵硬酸痛是以肩关节周围酸痛不适、僵硬，活动受限为主的症状，多由肩关节周围炎症引起，系指肩关节囊及关节周围软组织因劳损、退行性变、风寒湿侵袭等因素所致的一种慢性非特异性炎症。可见于西医学的肩周炎、肱二头肌长头肌腱炎、肩峰下滑囊炎等。

【取穴】

肩髃：上臂外展至水平位，在肩部高骨（锁骨肩峰端）外，肩关节上出现两个凹陷，前面的凹陷是本穴。

肩髎：上臂外展至水平位，在肩部高骨（锁骨肩峰端）外，肩关节上出现两个凹陷，后面的凹陷是本穴。

肩贞：臂内收时，腋后纹头直上1寸，按后有酸胀感。

后溪：仰掌，握拳，第5掌指关节后，有一皮肤皱襞突起，其尖端处即是。

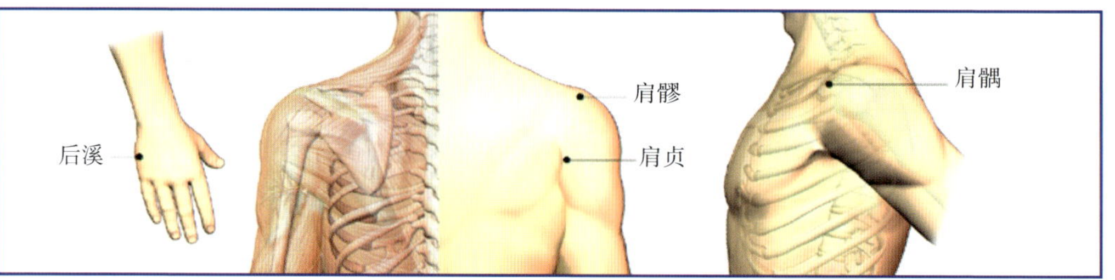

【治疗方法】

用艾条施以温和灸、雀啄灸、回旋灸交替操作，每穴操作5～10分钟。以患者出汗为佳。整个过程不超过30分钟。每日1次，5～7天为1个疗程。

【日常保健】

1.本病治疗时，早期以疼痛为主，后期以功能障碍为主。顽固性疼痛患者，应排除肩关节结核、肿瘤等疾患。

2.肩关节疼痛减缓，肿胀消失后，应在医生指导下坚持关节功能锻炼。肩部应注意保暖。

腰痛

腰痛，是指一侧或双侧腰部疼痛，甚则痛连脊骨为主症的一类病症。本病常见于西医的腰部软组织损伤、腰椎病变及部分内脏病变。腰部疼痛。疼痛在腰脊中部，为督脉病症，疼痛部位在腰脊两侧，为足太阳经证；腰眼（肾区）隐隐作痛，起病缓慢，或酸多痛少，乏力易倦，脉细者，为足少阴经证，即肾虚腰痛。

【取穴】

腰眼：第4腰椎棘突下旁开约4指半取穴。

大肠俞：第4腰椎棘突下旁开约4横指取穴。

委中：在膝部，膝横纹中点处取穴。

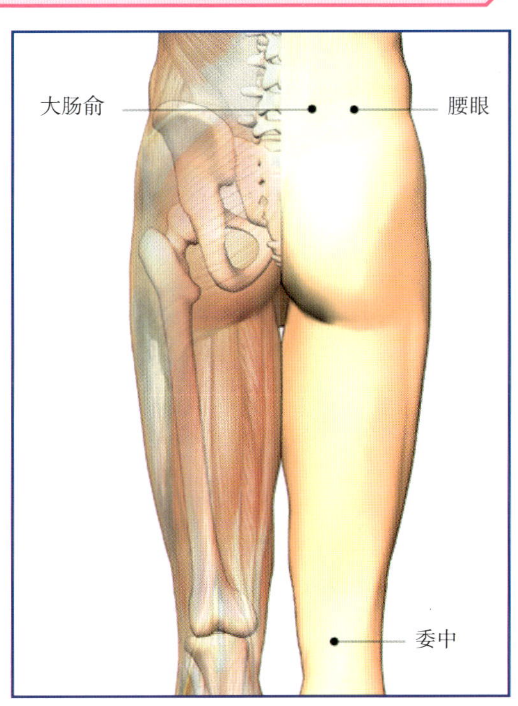

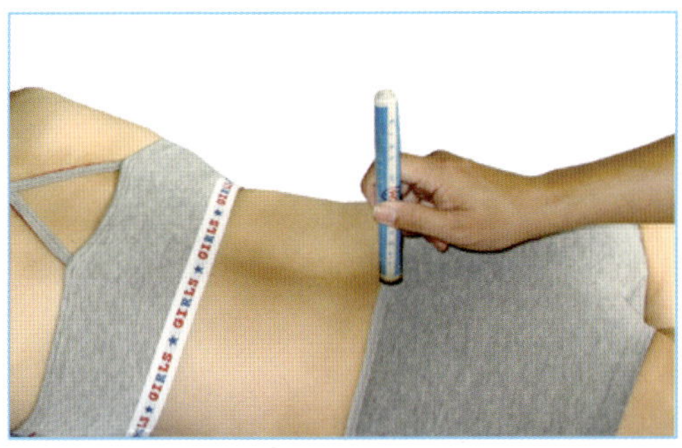

灸腰眼

【治疗方法】

用艾条施以温和灸、雀啄灸、回旋灸交替操作，每穴操作5～10分钟。以患者出汗为佳。整个过程不超过30分钟。或用艾炷隔附子饼灸，每穴灸3～5壮或5～10分钟。每日1次，5～7天为1个疗程。

【日常保健】

1.腰痛艾灸治疗期间要静养休息，不做剧烈运动和繁重劳动，纠正不良的立姿和坐姿，节制房事，适当做腰背肌肉功能锻炼，注意腰腿部的防寒保暖。

2.对于椎间盘突出引起的腰痛可配合针灸、推拿、牵引等方法。

手腕、前臂疼痛

手腕、前臂疼痛是以腕部、前臂周围疼痛、僵硬，活动受限为主的症状，多由腕部、前臂急、慢性损伤引起。可见于西医学的腕关节扭伤、腕管综合征、桡骨茎突狭窄性腱鞘炎等。

【取穴】

内关：腕关节掌侧第1横纹中点直上约2横指处，与外关相对，用力按压有酸胀感。

外关：腕背横纹中点直上约2横指处，与内关相对，用力按压有酸胀感。

神门：腕关节掌侧第1横纹内侧端（近小指侧）取穴。

阳谷：屈肘，掌心向下，在手掌尺侧，腕背横纹尽端出现皮肤皱褶突起，其尖端为腕骨穴，由腕骨穴直上可摸到两块骨（尺骨茎突和三角骨），在两骨的中间有一凹陷处取穴。

阳溪：将手掌侧放，拇指上翘，在腕背桡侧，手腕横纹上侧有一凹陷处，按压有酸胀感。

阳池：腕背横纹中点即是本穴。

大陵：腕关节掌侧第1横纹中点即是本穴。

太渊：腕关节掌侧第1横纹外侧端（近拇指侧）取穴。

腕骨：屈肘，掌心向下，在手掌尺侧，腕背横纹尽端出现皮肤皱褶突起，其尖端为腕骨穴。

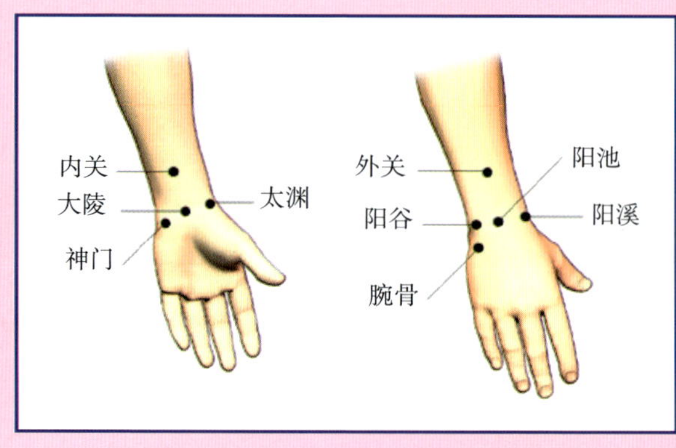

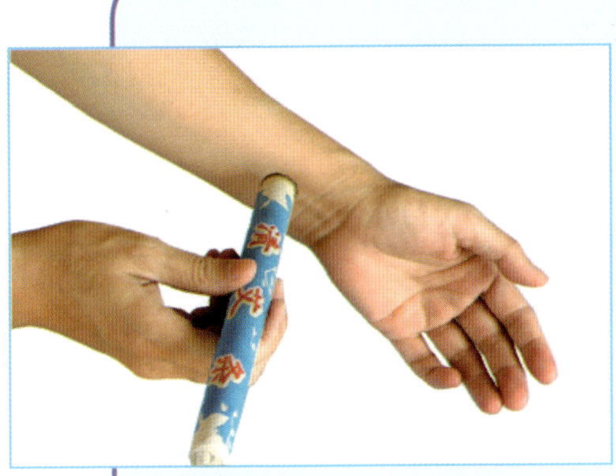

灸内关

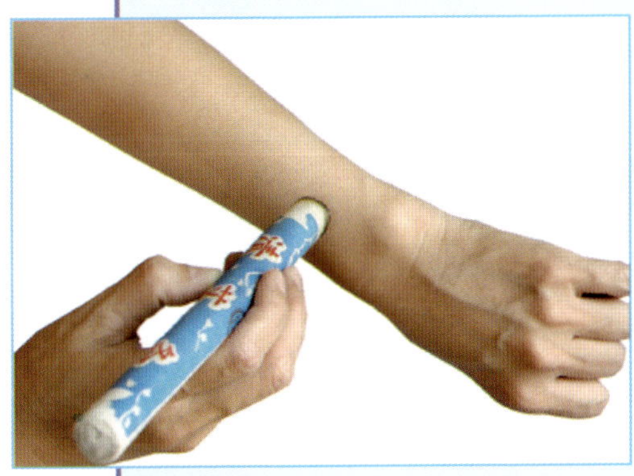

灸外关

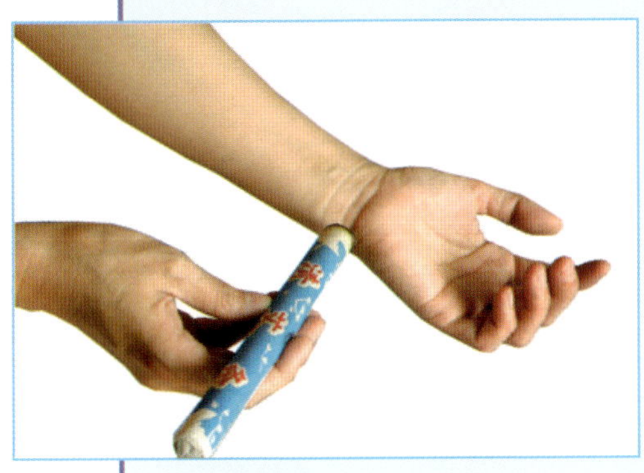

灸神门

【治疗方法】

用艾条施以温和灸、雀啄灸、回旋灸交替操作，在内关、外关、神门、腕骨穴各灸5分钟，在大陵、太渊、阳池、阳谷、阳溪穴各灸3分钟，以患者出汗为佳。整个过程不超过30分钟。每日1次，5～7天为1个疗程。

【日常保健】

1.本病治疗时，早期以疼痛为主，后期以功能障碍为主。

2.关节疼痛减缓、肿胀消失后，应在医生指导下坚持关节功能锻炼。

3.配合上述穴位按摩，对缓解手腕、前臂疼痛有作用，也可用热水浸泡疼痛处，水温以不烫伤为度。每天1次，每次30分钟。

颈椎病

颈椎病是指颈椎间盘退行性变及颈椎骨质增生，刺激或压迫了邻近的脊髓、神经根、血管及交感神经，并由此产生颈、肩、上肢一系列表现的疾病。表现为颈部酸胀疼痛明显伴颈部活动受限，肩背僵硬、上肢发凉、头晕、耳鸣、耳聋等。

【取穴】

肩井：在肩上，低头时颈项部最高骨（第7颈椎）与肩峰端连线中点，向下直对乳头。

大杼：大椎穴往下推 1个椎骨，其下缘旁开约2横指（食、中指）处是穴。

大椎：颈部最高骨、第7颈椎棘突下。

颈椎夹脊穴：每个颈椎棘突下旁开半指（拇指）处是穴。

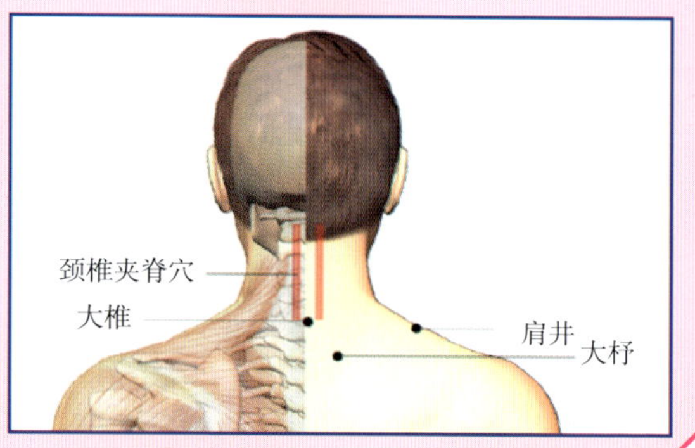

【治疗方法】

用艾条施以温和灸、雀啄灸、回旋灸交替操作，每穴操作5～10分钟。以患者出汗为佳。整个过程不超过30分钟。或用艾炷隔物灸，每穴灸3～5壮或5～10分钟。 每日1次，5～7天为1个疗程。

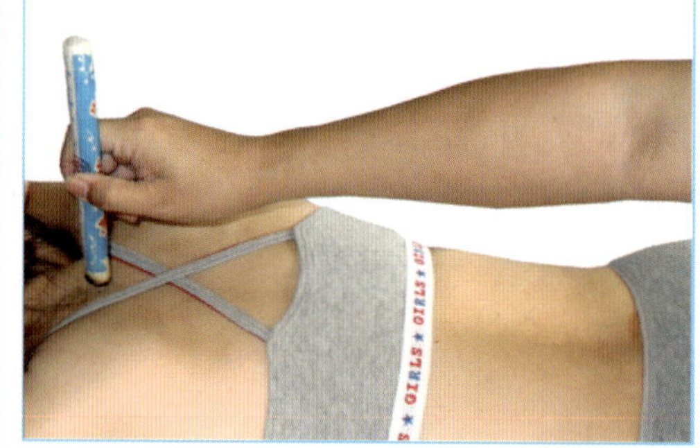
灸大椎

【日常保健】

1.睡觉时枕头的高度要适合，注意肩颈部的保暖。

2.适当做颈部前屈、后伸、侧屈等方位的运动及放风筝、游泳（仰泳）等体育活动。

落枕

落枕又名失枕，是指急性单纯性颈项强痛，活动受限的一种病症，系颈部伤筋。轻者4～5日自愈，重者可延至数周不愈；如果频繁发作，常常是颈椎病的反应。由于睡眠姿势不正，或枕头高低不适，或因负重颈部过度扭转，使颈部脉络受损；或风寒侵袭颈背部，寒性收引，使筋络拘急；颈部筋脉失和，气血运行不畅，不通而痛。

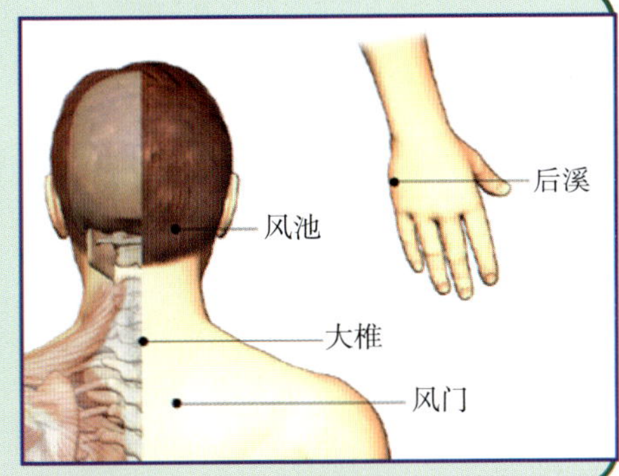

【取穴】

风池：耳后乳突尖端稍内上方凹陷处，当胸锁乳突肌与斜方肌上端之间的凹陷中取穴。

大椎：颈部最高骨、第7颈椎棘突下。

后溪：仰掌，握拳，第5掌指关节后，有一皮肤皱襞突起，其尖端处即是。

风门：大椎穴往下推2个椎骨，其下缘旁开约2横指（食、中指）处是穴。

【治疗方法】

用艾条施以温和灸、雀啄灸、回旋灸交替操作，每穴操作5～10分钟，以患者出汗为佳。整个过程不超过30分钟。或用艾炷隔物灸，每穴灸3～5壮或5～10分钟。每日1次，5～7天为1个疗程。

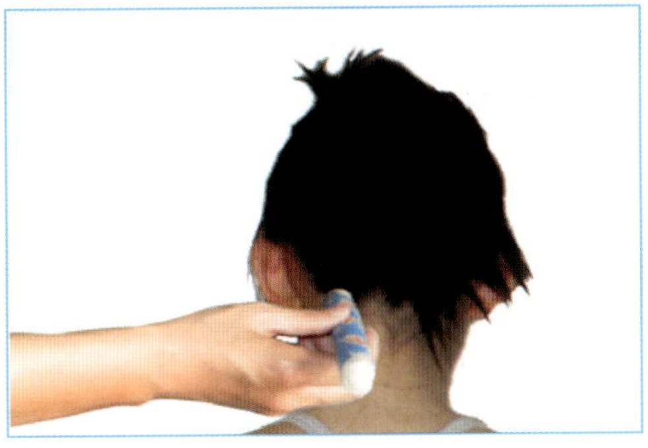

灸风池

【日常保健】

1.劳逸结合，定时睡眠，枕头的高低软硬要适宜，并注意肩颈部的保暖。

2.针灸治疗落枕疗效快而显著，治疗的关键在于局部取穴，强调“以痛为腧”，远端穴位要用强刺激，并令患者配合颈项部运动。

肋间神经痛

肋间神经痛是胸神经根或肋间神经受损伤而产生的胸部肋间或腹部带状区疼痛的症候群。表现为一个或几个肋间的经常性疼痛，时有发作性加剧，有时被呼吸动作所激发，咳嗽、喷嚏时疼痛加重。疼痛剧烈时可放射至同侧的肩部或背部，有时呈带状分布。检查时可发现相应皮肤区的感觉过敏和相应肋骨边缘压痛，于肋间神经穿出椎间孔后在背部、胸侧壁、前胸穿出处尤为显著。

【取穴】

期门：剑突下端旁开4寸（约4横指半）。

支沟：腕背横纹中点直上约3横指处。

阳陵泉：在小腿外侧，摸到游离的高骨（腓骨小头）前下方即是本穴。

太冲：由第1、2趾间交叉处向足背上推，至其两骨联合缘凹陷中（约交叉处上2横指）处，即是本穴。

足三里：小腿外侧，外膝眼下3寸（约4横指）。

肝俞：第9胸椎棘突下凹陷，旁开约2横指（食、中指）处是穴。

肾俞：第2腰椎棘突下凹陷，旁开约2横指（食、中指）处是穴。

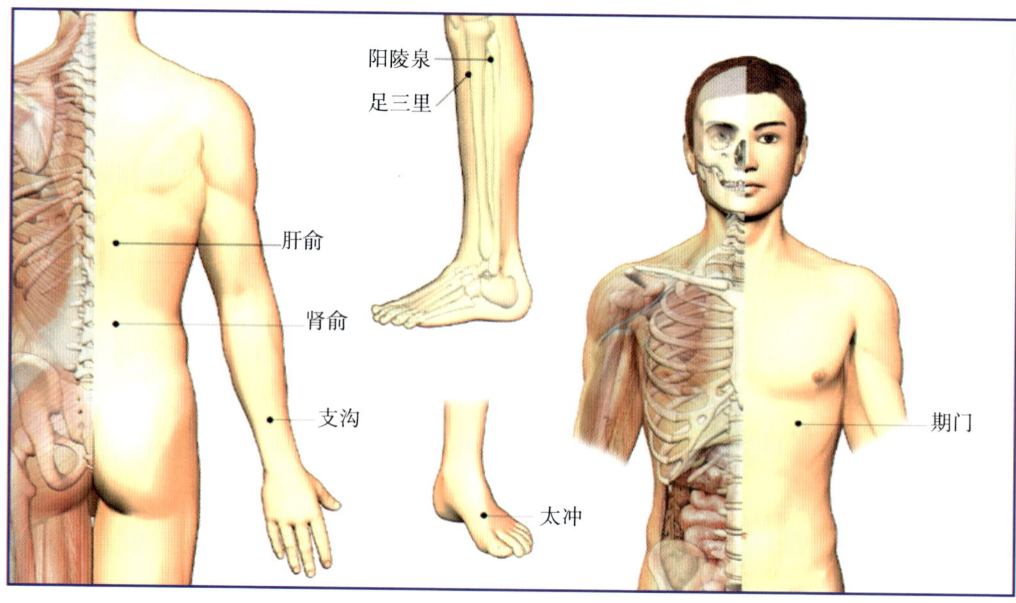

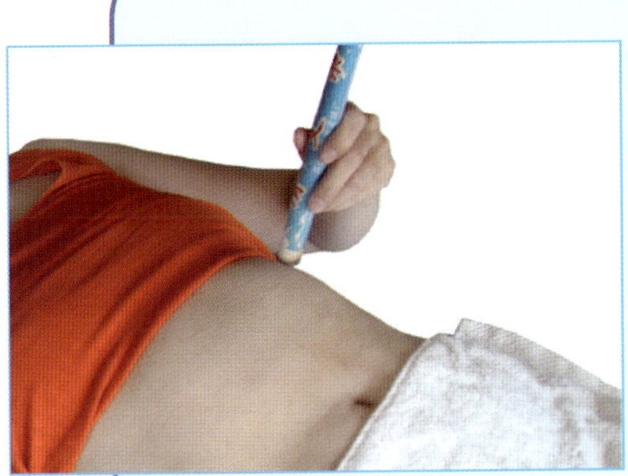

灸期门

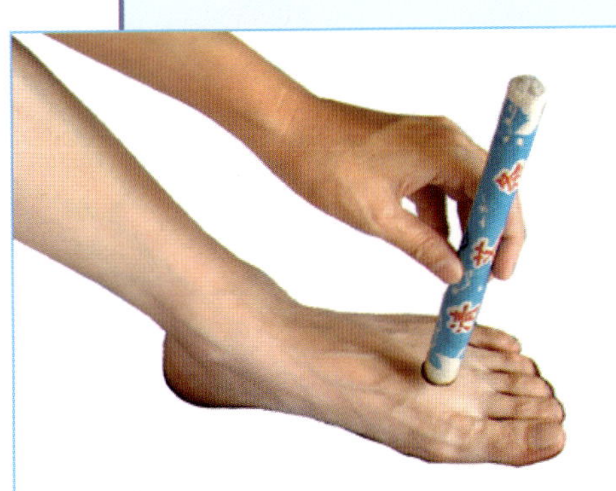

灸太冲

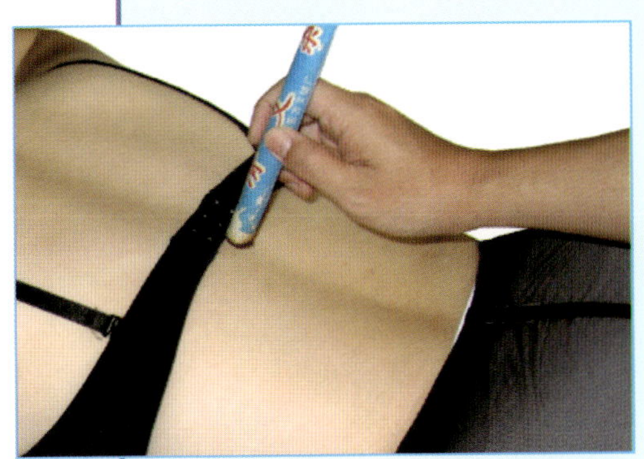

灸肝俞

【治疗方法】

用艾条或太乙神针施以温和灸、雀啄灸、回旋灸交替操作，每穴操作3～5分钟。以患者出汗为佳。整个过程不超过30分钟。或用艾炷隔物灸，每穴灸3～5壮或5～10分钟。每日1次，5～7天为1个疗程。

【日常保健】

1.急性胁痛应注意查明病因，必要时采取综合治疗。

2.饮食宜清淡，忌食肥甘厚味。

3.保持心情舒畅，切忌恼怒。

4.对上述灸疗穴位经常按摩也可缓解疼痛。

膝关节疼痛

膝关节疼痛主要是指膝关节遭受扭挫等外伤或劳损，导致关节损伤，以关节肿胀、疼痛、活动困难为主要特征的一种疾病。本病可发生于任何年龄，常见于西医的膝关节骨性关节炎、创伤性滑膜炎、侧副韧带损伤等病症。

【取穴】

伏兔：正坐屈膝90°，以手掌后第1横纹中点按在髌骨上缘中点，手指并拢压在大腿上，当中指尖端所达处是穴。

梁丘：下肢用力蹬直时，髌骨外上缘上方可见一凹陷，凹陷正中处是穴。

阴陵泉：坐位，用拇指沿小腿内侧骨内缘（胫骨内侧）由下往上推，至拇指抵膝关节下时，胫骨向内上方弯曲之凹陷即是本穴。

阳陵泉：在小腿外侧，摸到游离的高骨（腓骨小头）前下方即是本穴。

血海：屈膝，以左手掌心按于右膝髌骨上缘，第2～5指向上伸直，拇指约成45°斜置，拇指尖下是穴。

膝眼：又称犊鼻穴，侧坐屈膝135°，下肢用力蹬直时，在膝盖内、外侧各见一凹陷处是穴。外侧称外膝眼，内侧称内膝眼。

鹤顶：仰卧位，在髌骨上缘正中可触及一凹陷，按压有酸胀感。

委中：在膝部，膝横纹中点处取穴。

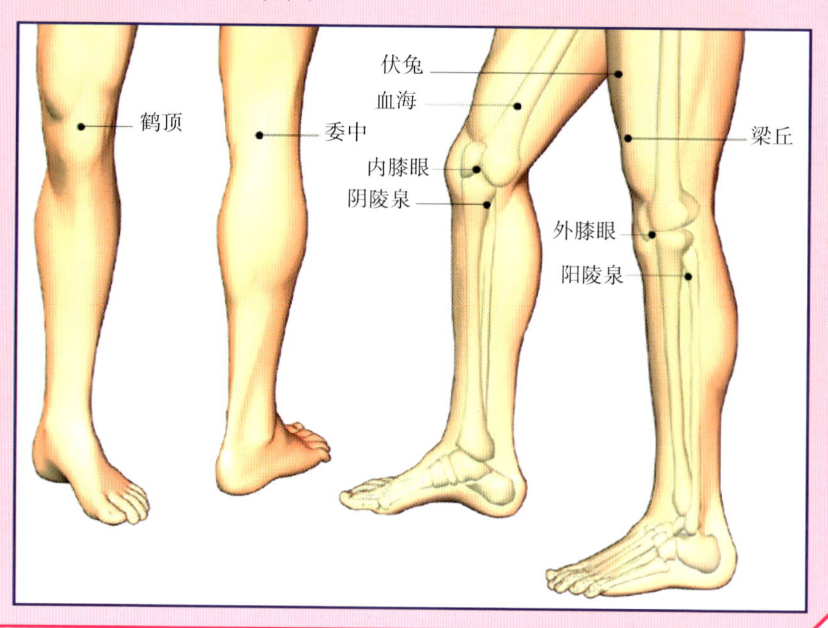

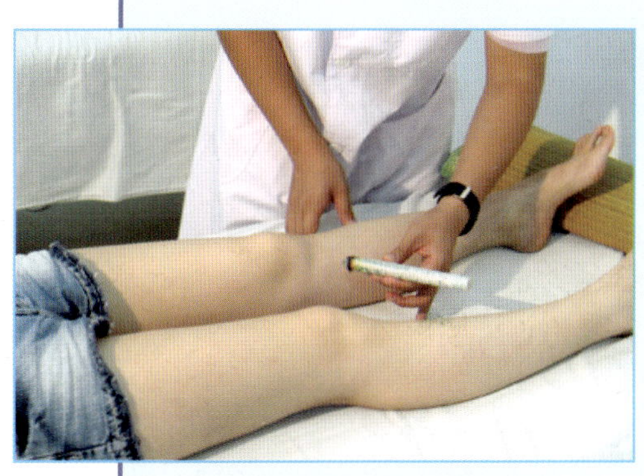

灸阴陵泉

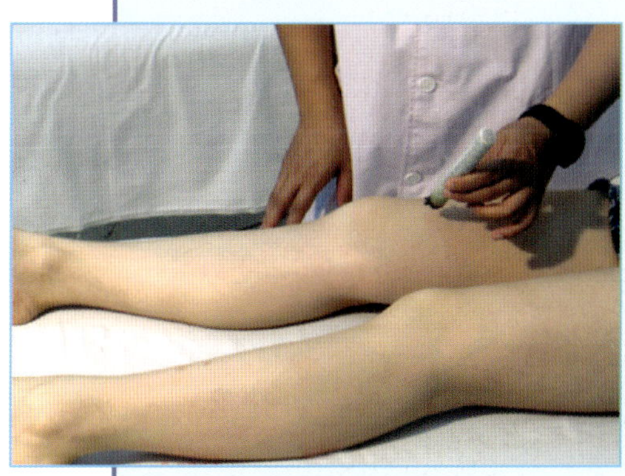

灸血海

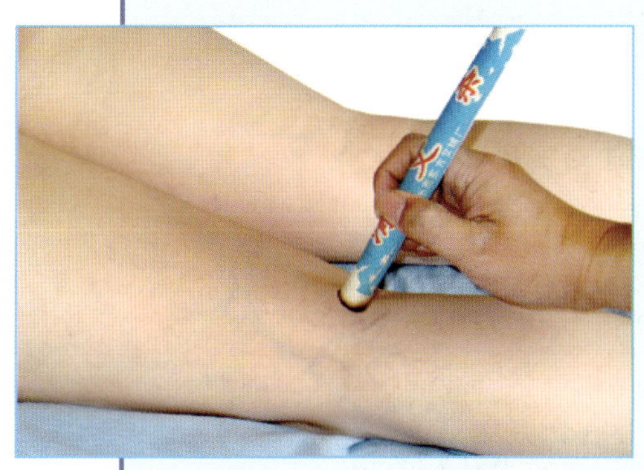

灸委中

【治疗方法】

用艾条施以温和灸、雀啄灸、回旋灸交替操作，每穴操作3～5分钟。以患者出汗为佳。整个过程不超过30分钟。或用艾炷隔物灸，每穴灸3～5壮或5～10分钟。每日1次，5～7天为1个疗程。

【日常保健】

1．急性期膝关节不宜过度活动。可内服活血化瘀的中药，外敷具有消瘀止痛作用的药膏。

2．对严重积液者，可用关节穿刺法将积液或积血抽出，并注入 1%盐酸普鲁卡因3～5毫升及强的松12.5～25毫升，再用加压包扎处理。此法可重复2～3次。

3．患膝注意保暖，避免受风寒湿邪侵袭。慢性期应加强股四头肌功能锻炼，防止肌萎缩。

生理痛

生理痛系指女性经期前后或行经期间，出现下腹部痉挛性疼痛，并有全身不适，严重影响日常生活者。本病以青年妇女为多见。表现为经期或行经前后下腹部、腰骶部疼痛。

【取穴】

关元：脐下3寸（约4横指）。

地机：阴陵泉穴下约4横指。［阴陵泉：坐位，用拇指沿小腿内侧骨内缘（胫骨内侧）由下往上推，至拇指抵膝关节下时，胫骨向内上方弯曲之凹陷即是本穴。］

十七椎：坐位，身体两侧高骨（髂嵴）连线与脊柱相交所在的椎体为第4腰椎，向下推 1个椎体，即第5腰椎棘突下凹陷处是穴。

三阴交：在内踝高骨（内踝尖）直上约4横指处，胫骨内侧面后缘，按压有酸胀感。

血海：屈膝，以左手掌心按于右膝髌骨上缘，第2～5指向上伸直，拇指约成45°斜置，拇指尖下是穴。

太冲：由第 1、2趾间交叉处向足背上推，至其两骨联合缘凹陷中（约交叉处上2横指）处，即是本穴。

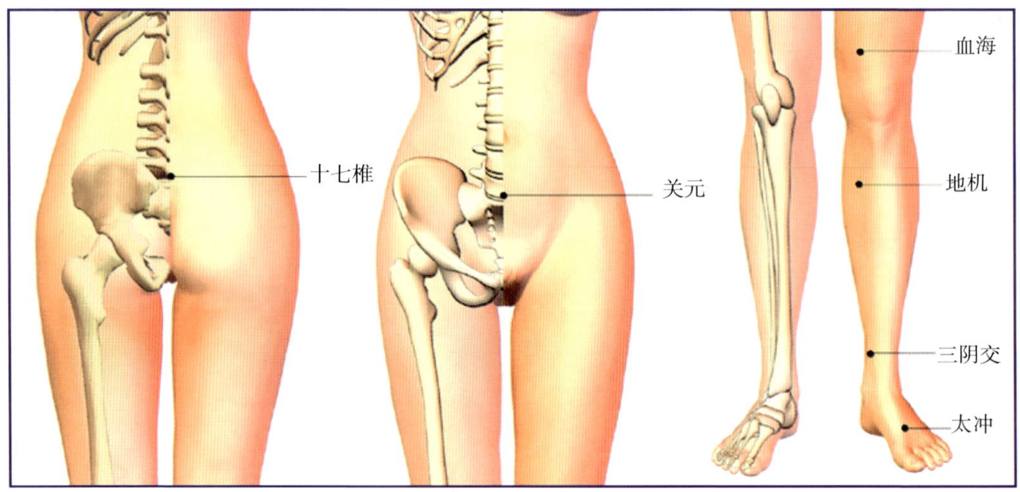

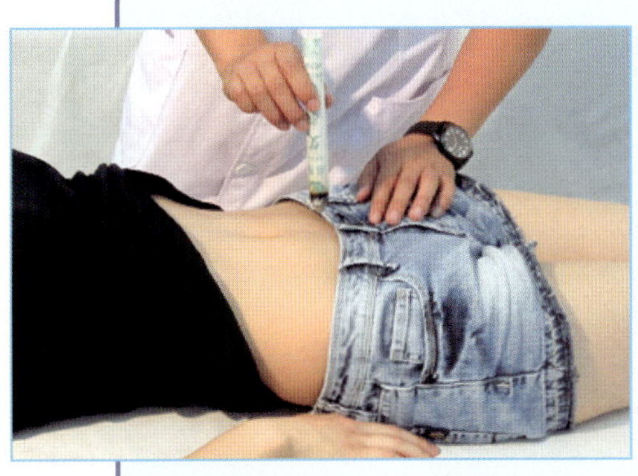

灸关元

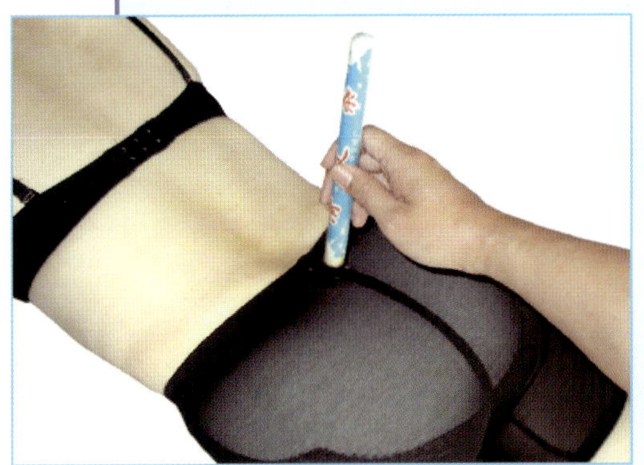

灸十七椎

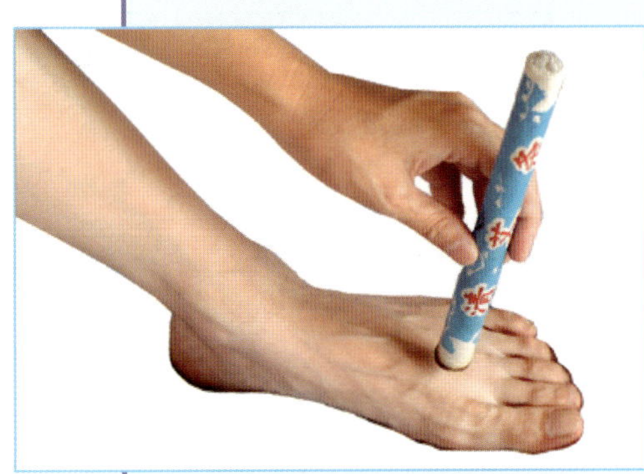

灸太冲

【治疗方法】

用艾条或太乙神针施以温和灸、雀啄灸、回旋灸交替操作，每穴操作3～5分钟。以患者出汗为佳。整个过程不超过30分钟。或用艾炷隔物灸，每穴灸3～5壮或5～10分钟。每日1次，5～7天为1个疗程。

【日常保健】

1.艾灸对原发性痛经有显著疗效。治疗宜从经前3～5天开始，直到月经期末。连续治疗2～3个月经周期。一般可连续治疗2～4个周期。

2.经期应避免精神刺激和过度劳累，防止受凉或过食生冷。

小腿肚抽筋

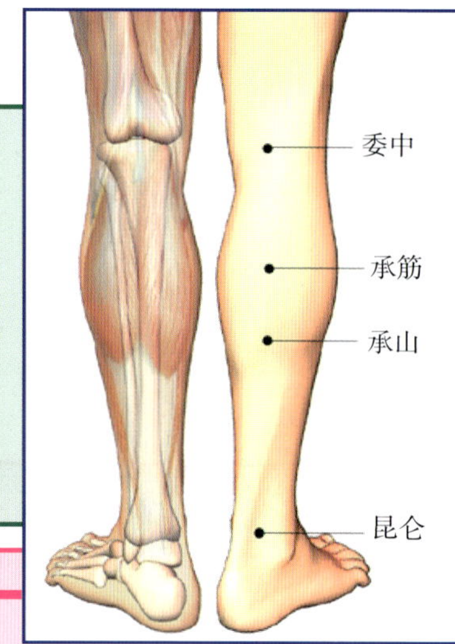

小腿肚抽筋主要是指小腿后侧肌群因急、慢性损伤，或受风寒湿侵袭引起小腿部肌肉痉挛、疼痛的一种病症。本病又称损伤性腓肠肌炎、腓肠肌痉挛等。多见于运动员或长时间站立者。此外，少数患者可在游泳、睡眠时发生小腿突然抽筋，或某次剧烈运动后引起疼痛、痉挛。前者可能与小腿受凉有关；后者可能由于运动后乳酸积聚所致。

【取穴】

委中：在膝部，膝横纹中点处取穴。

承山：俯卧位，下肢伸直或足跟上提，其小腿肚子（腓肠肌部）出现人字纹，在其下可触及一凹陷，按压有酸胀感。

承筋：俯卧位，在小腿后侧，委中与承山的连线中点下 1横指，或小腿后区小腿肚子（腓肠肌部）隆起最高点处取穴，按压有酸胀感。

昆仑：由足外侧高骨（外踝尖）往后推至凹陷处（大约当外踝尖与跟腱间的中点）即是本穴。

【治疗方法】

用艾条施以温和灸、雀啄灸、回旋灸交替操作，每穴操作5～10分钟。以患者出汗为佳。整个过程不超过30分钟。或用艾炷隔物灸，每穴灸3～5壮或5～10分钟。每日1次，5～7天为1个疗程。

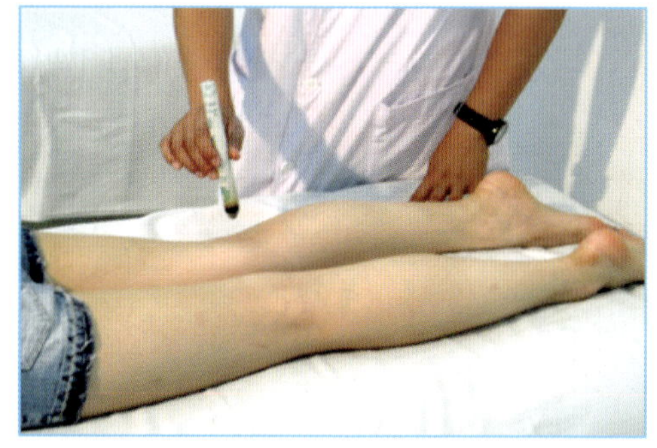

灸委中

【日常保健】

1.治疗期间避免过久行走，小腿不宜用力。局部注意保暖。

2.因受凉、游泳时引起的腓肠肌急性痉挛，可立即采用一手扳踝关节背伸，另一手捏拿腓肠肌的方法使其缓解。

第五章

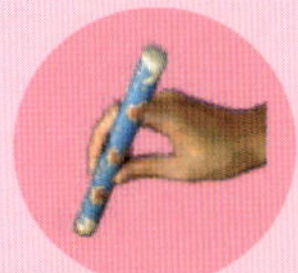

艾灸美容美体

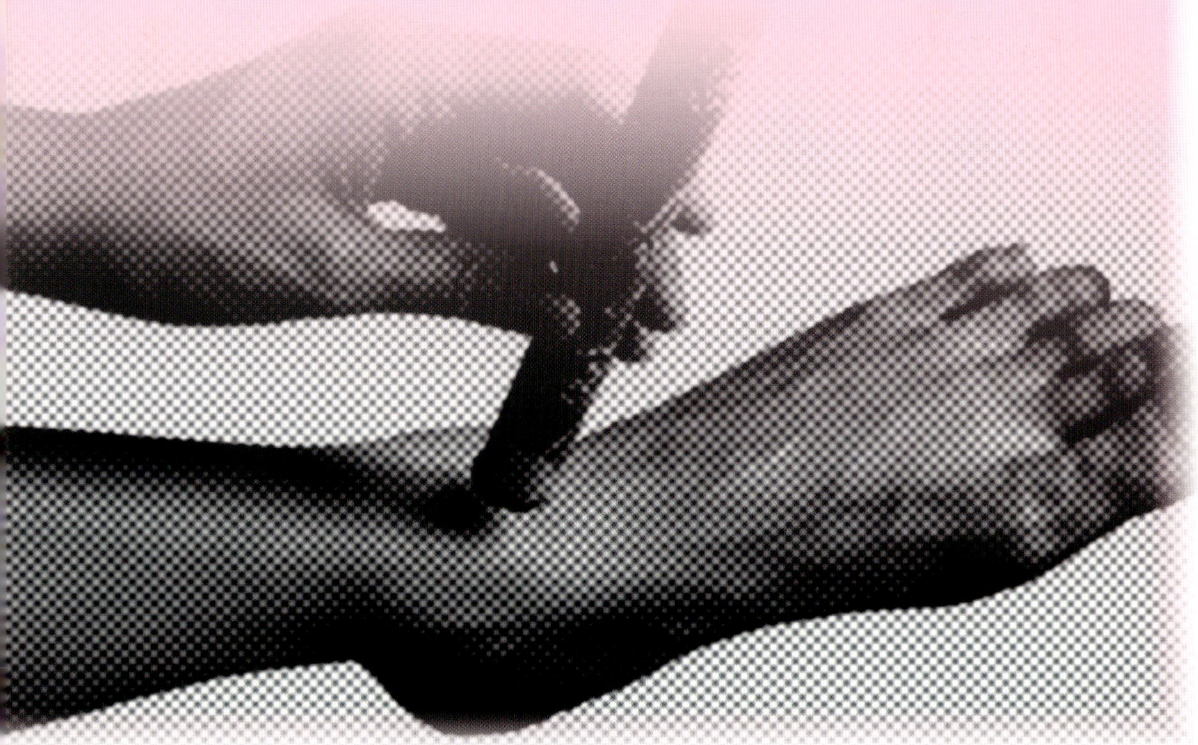

雀斑

雀斑是常见于面部较小的黄褐色或褐色的色素沉着斑点。因皮损外观似雀卵上的斑点，故称雀斑。皮疹数目、色泽随季节变化：夏季皮疹增多，颜色加深，冬季相反。多见于皮肤白皙的女子。皮损为淡黄色、黄褐色或褐色斑点，呈圆形、卵圆形或不规则形，如针尖、米粒大小，尤以面部多发，见于鼻、两颊、手背和躯干上部。

【取穴】

肝俞：第9胸椎棘突下凹陷，旁开约2横指（食、中指）处是穴。

肾俞：第2腰椎棘突下凹陷，旁开约2横指（食、中指）处是穴。

肺俞：第3胸椎棘突下凹陷，旁开约2横指（食、中指）处是穴。

三阴交：在内踝高骨（内踝尖）直上约4横指处，胫骨内侧面后缘，按压有酸胀感。

太冲：由第1、2趾间交叉处向足背上推，至其两骨联合缘凹陷中（约交叉处上2横指）处，即是本穴。

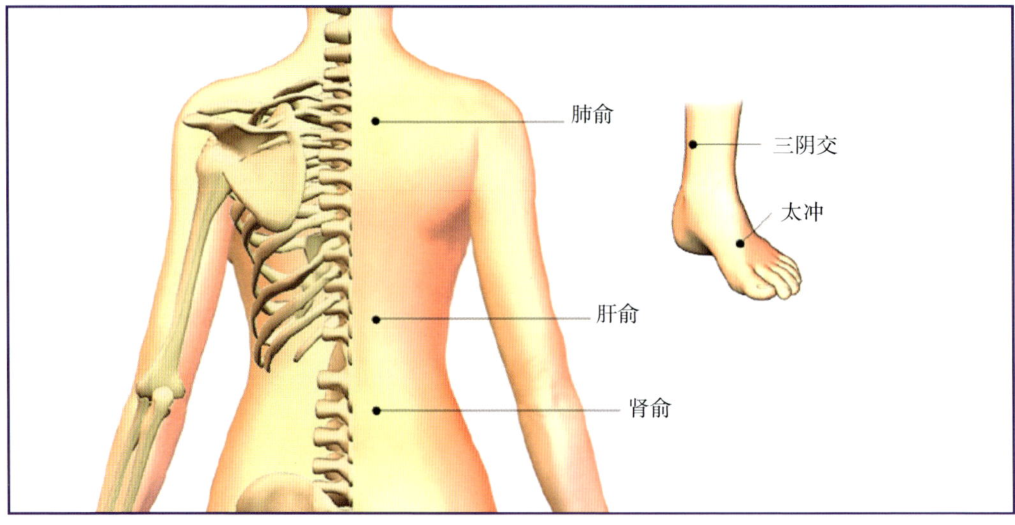

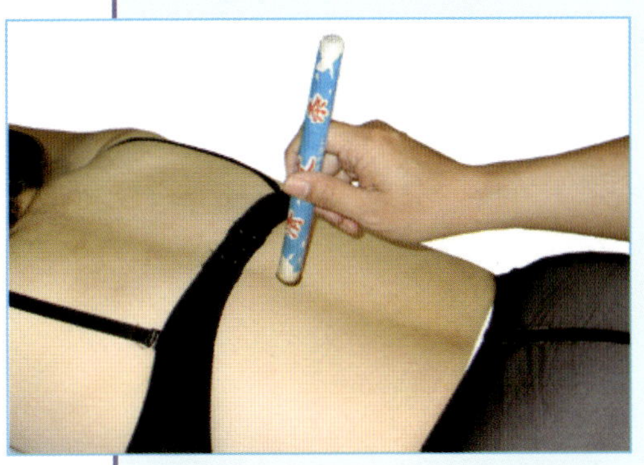
灸肝俞

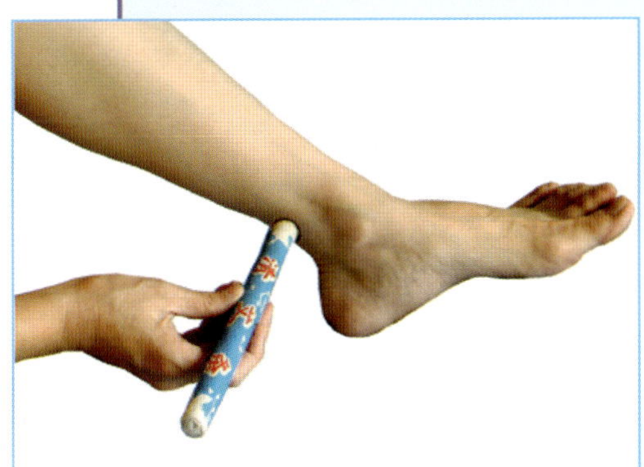
灸三阴交

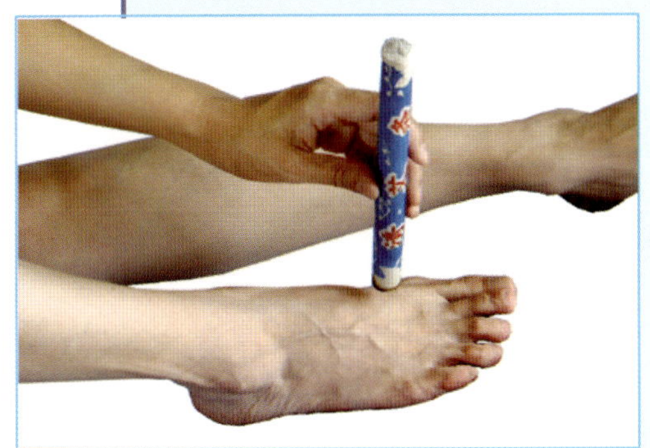
灸太冲

【治疗方法】

用艾条施以温和灸、雀啄灸、回旋灸交替操作，每穴操作3～5分钟。以患者出汗为佳。整个过程不超过30分钟。或用梅花针每个穴位轻轻叩刺各3～5分钟，再行温和灸各10～15分钟。每日1次，5～7天为1个疗程。梅花针加灸，每日或隔日灸1次，10次为1个疗程。

【日常保健】

1.避免阳光和紫外线照射，夏季外出注意防晒。

2.洗脸时，在水中加1～2汤匙的食醋，有减轻色素沉着的作用。

3.保持心情舒畅和良好的休息，生活要有规律，多吃蔬菜和水果。

黄褐斑

黄褐斑是一种发生在颜面部的色素沉着斑。表现为皮损常对称分布于面部，以颧部、颊部及鼻、前额、颏部为主，一般不累及眼睑和口腔黏膜。女性多见，尤其好发于育龄期妇女，男性也可发生。

【取穴】

迎香：鼻唇沟内缘，鼻孔水平外侧0.5寸。

鱼腰：在前额部，瞳孔直上，眉毛中央处是穴。

睛明：正坐，目视前方，手置于内侧眼角稍上方，轻轻按压有一凹陷处，按压有酸胀感。

颊车：侧坐，下颌角前上方约 1横指，当咀嚼时咬肌隆起高点处，放松时按之有酸胀感。

肝俞：由平双肩胛骨下角之椎骨（第7胸椎）往下推2个椎骨，即第9胸椎棘突下凹陷，旁开约2横指（食、中指）处是穴。

肺俞：坐位，拇指沿肩胛冈外侧向内侧推至肩胛冈内上缘，两侧内上缘连线与脊柱相交所在的椎体为第3胸椎，第3胸椎棘突下凹陷，旁开约2横指（食、中指）处是穴。

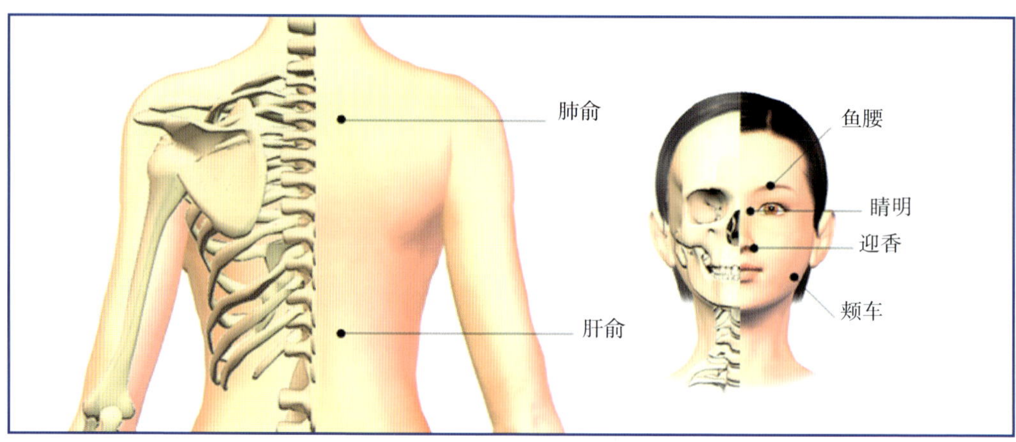

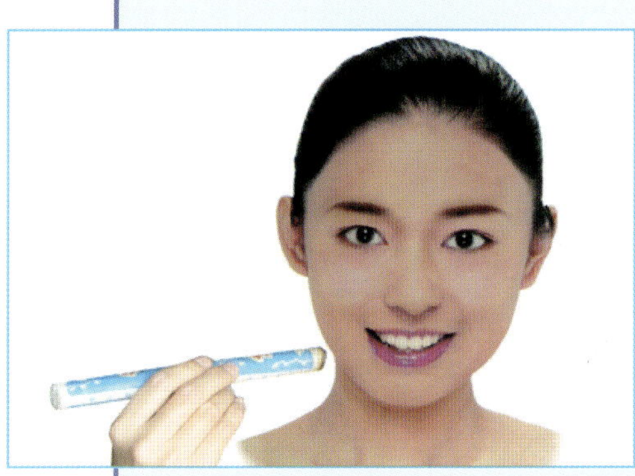
灸颊车

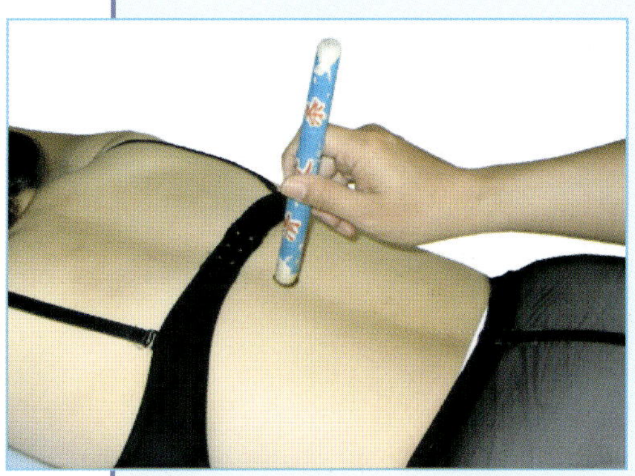
灸肝俞

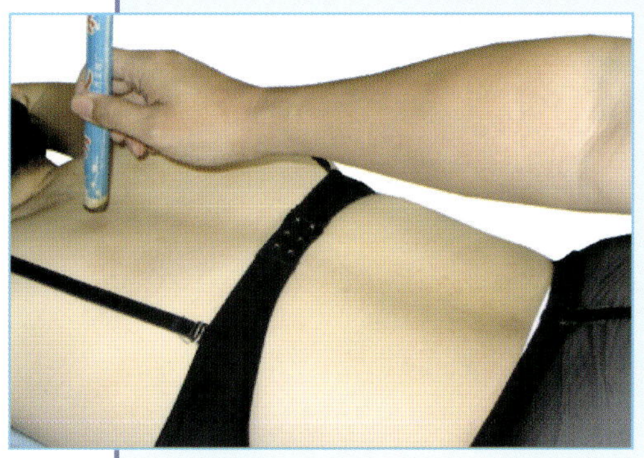
灸肺俞

【治疗方法】

用艾条施以温和灸、雀啄灸、回旋灸交替操作，每穴操作3～5分钟。以患者出汗为佳。整个过程不超过30分钟。或用梅花针每个穴位轻轻叩刺各3～5分钟，再行温和灸各10～15分钟。每日1次，5～7天为1个疗程。或用梅花针加灸，每日或隔日灸1次，10次为1个疗程。

【日常保健】

1.在洗脸水中加入食醋一汤匙，趁温热湿敷，每次15～30分钟。日久有促使色素减退作用。

2.避孕药易引起黄褐斑，应停止服用；高血压、糖尿病患者应少吃芹菜、香菜、胡萝卜等感光性强的食物。少吃酱油、咖啡等带深色素的食品。外出注意自我防护。

3.常食鲜莴苣、蛋黄、芝麻、带谷皮类等富含维生素E的食物和柑橘、西红柿、嫩辣椒、小萝卜等含丰富维生素C的食物。

肌肤暗沉

肌肤暗沉是指肌肤黑变病，尤以面部较多，是一种多因性的色素沉着病，可发生于任何年龄，尤以30～50岁的妇女多见。临床以面部的青灰到深灰色色素沉着为主要特点，其主要分布在前额、颞部、颊部及耳后，可伴有全身症状，患者常有食欲不振、食后腹胀、倦怠乏力、便溏、脉沉，或面色灰暗不华、疲倦无力、腰膝酸软，或胸胁胀满、烦躁易怒等。

【取穴】

肝俞：第9胸椎棘突下凹陷，旁开约2横指（食、中指）处是穴。

胆俞：第10胸椎棘突下凹陷，旁开约2横指（食、中指）处是穴。

脾俞：第11胸椎棘突下凹陷，旁开约2横指（食、中指）处是穴。

胃俞：第12胸椎棘突下凹陷，旁开约2横指（食、中指）处是穴。

风池：耳后乳突尖端稍内上方凹陷处，当胸锁乳突肌与斜方肌上端之间的凹陷中取穴。

颈椎夹脊穴：每个颈椎棘突下旁开半指（拇指）处是穴。

三阴交：在内踝高骨（内踝尖）直上约4横指处，胫骨内侧面后缘，按压有酸胀感。

太冲：由第1、2趾间交叉处向足背上推，至其两骨联合缘凹陷中（约交叉处上2横指）处，即是本穴。

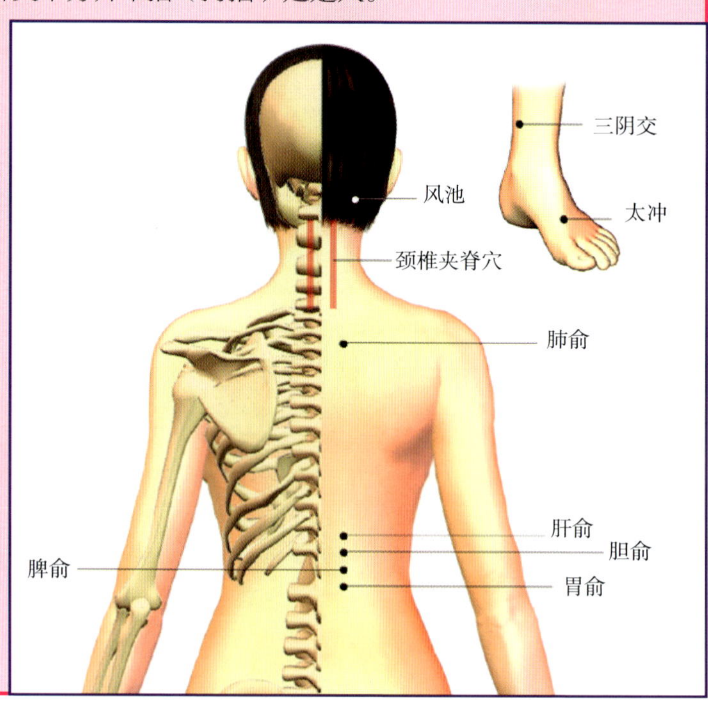

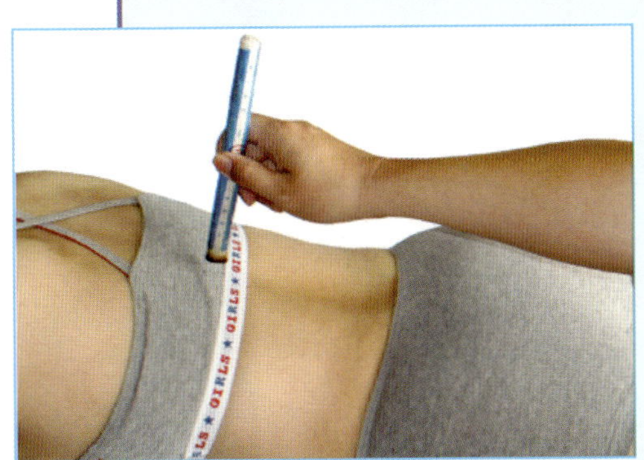

灸肝俞

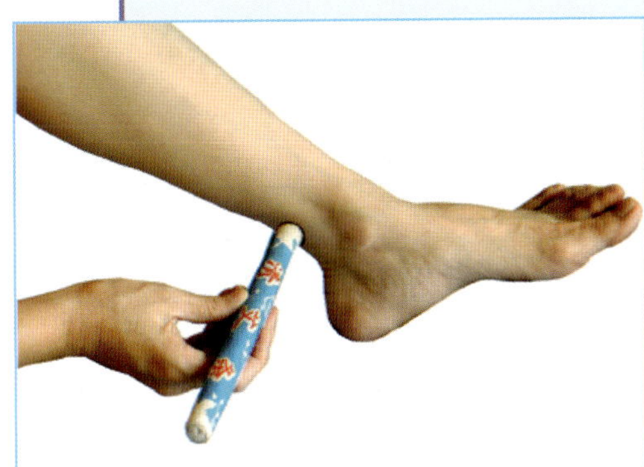

灸三阴交

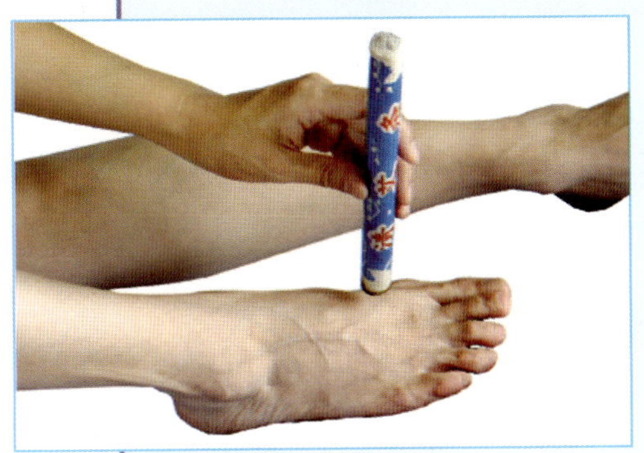

灸太冲

【治疗方法】

用艾条施以温和灸、雀啄灸、回旋灸交替操作，每穴操作5～10分钟。以患者出汗为佳。整个过程不超过30分钟。或用梅花针每个穴位轻轻叩刺各3～5分钟，再行温和灸各10～15分钟。每日1次，5～7天为1个疗程。梅花针加灸，每日或隔日灸1次，10次为1个疗程。

【日常保健】

1.避免服用光感性药物及擦含焦油衍生物的化妆品。

2.注意维生素的补充，如维生素A、维生素C、B族维生素，尤以维生素C更为重要，也可口服维生素E或1%维生素E霜外用以改善皮肤营养。

3.避免紫外线照射，外出注意防晒。保持心情舒畅，注意劳逸结合。

眼神无光

眼是人体重要的器官，它的美表现在形美和神美，形为眼睛的大小、形态等。眼神无光指眼睛的明亮程度、视觉功能以及视觉所表达的情感传递减弱。表现为眼神无光，目光呆滞，可伴有眼睛干涩，易疲劳，面色灰暗不华，疲倦无力，腰膝酸软，或胸胁胀满，烦躁易怒等。

【取穴】

本神：正坐位，从眼外角直上入发迹半横指处，按压有酸胀感。

头临泣：瞳孔直上，入发迹0.5寸（约半横指处）是穴。

阳白：正坐位，在头部，目正视，自眉毛中点直上1横指处，按压有酸胀感。

瞳子髎：眼眶骨外缘有一凹陷，距眼外角0.5寸（约半横指处）是穴。

太阳：眼外角外侧，距眼外角约1横指。

印堂：在额部，两眉头之中间，向下正对鼻尖。

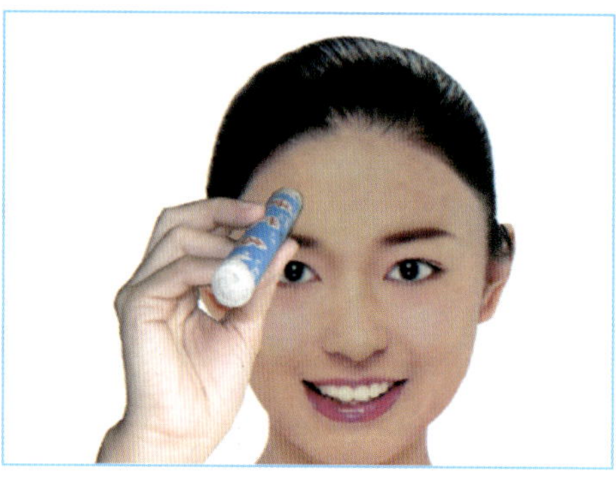

灸阳白

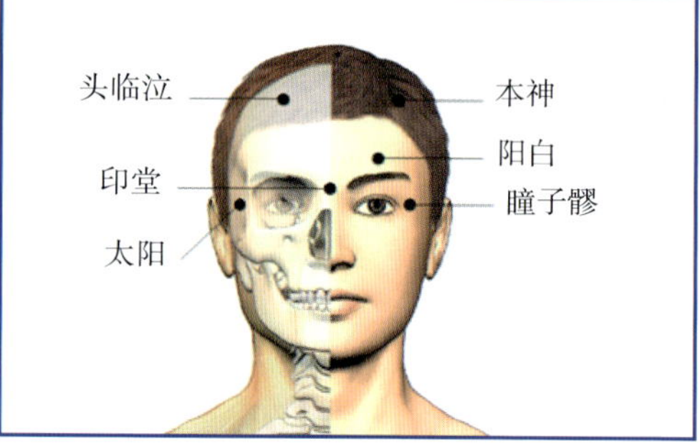

【治疗方法】

用艾条施以温和灸、回旋灸交替操作，每穴操作3～5分钟。以患者出汗为佳。整个过程不超过30分钟。注意防止烫伤。每日1次，5～7天为1个疗程。

【日常保健】

1.艾灸配合局部穴位的局部按摩对治疗本病有较好的效果。

2.症状较重者，及时做眼底及眼压检查，排除青光眼、白内障等眼部疾病；CT检查排除颅内占位病。

皮肤粗糙

皮肤粗糙多是因为肌肤水油平衡失调，新陈代谢能力下降所导致的，日常生活中，强烈的紫外线照射、干燥环境的影响、工作压力大、不良的生活习惯等因素都会导致皮肤越来越干燥，长期得不到改善，会出现干裂粗糙、弹性下降的现象。皮肤粗糙是人体衰老的表现之一，应引起足够重视。

【取穴】

尺泽： 屈肘，用拇指沿肘横纹从外（桡）侧向内（尺）侧触摸，在肘横纹处可摸到一条粗大的肌腱（肱二头肌肌腱），肌腱的外（桡）侧凹陷处取穴。

血海： 屈膝，以左手掌心按于右膝髌骨上缘，第2～5指向上伸直，拇指约成45°斜置，拇指尖下是穴。

曲池： 屈肘90°，肘横纹外侧端外凹陷中为曲池穴。

曲泉： 屈膝端坐，当膝内侧高骨（股骨内上髁）后缘，膝横纹头上方处即是本穴。

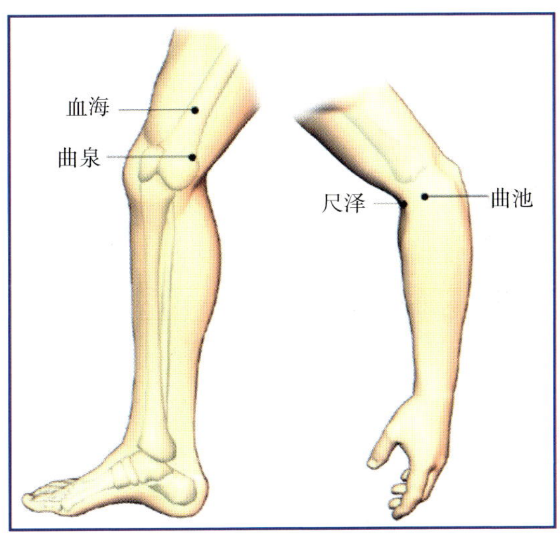

【治疗方法】

用艾条施以温和灸、回旋灸交替操作，每穴操作5～10分钟。以患者出汗为佳。整个过程不超过30分钟。每日1次，5～7天为1个疗程。

【日常保健】

1.皮肤粗糙与维生素A和B族维生素的缺乏有关，适量补充有助恢复身体状态。

2.养成良好的生活习惯。熬夜、过度疲劳、饮水不够等原因都容易导致皮肤粗糙暗沉，改善肌肤状态需养成良好的生活习惯，饮水充足，正常作息，及时补充水果、蔬菜等营养成分。

青春痘

青春痘，又称粉刺，是一种发生于颜面、胸、背等处，以丘疹如刺、可挤出白色碎米样粉汁为主要临床表现的皮肤病，是毛囊、皮脂腺的慢性炎症。初起为疙瘩，形如粟米，多呈分散与毛孔一致的小丘疹或黑头丘疹，周围色赤肿痛，用手挤压，有米粒样白色粉汁，有的顶部发生小脓疱，有的可形成脂瘤或疖肿。其发病特点是：好发于面、胸、上背部，多见于青春期男女，发育期过后大都又自然痊愈或减轻。成年后的男女也可发病。

【取穴】

血海：屈膝，以左手掌心按于右膝髌骨上缘，第2～5指向上伸直，拇指约成45°斜置，拇指尖下是穴。

曲池：屈肘90°角，肘横纹外侧端外凹陷中为曲池穴。

合谷：以一手的拇指指间关节横纹，放在另一手拇、食指之间的指蹼缘上，当拇指尖下是穴。或者拇、食二指合拢，肌肉隆起最高处是穴。

足三里：小腿外侧，外膝眼下3寸（约4横指）。

大椎：颈部最高骨、第7颈椎棘突下。

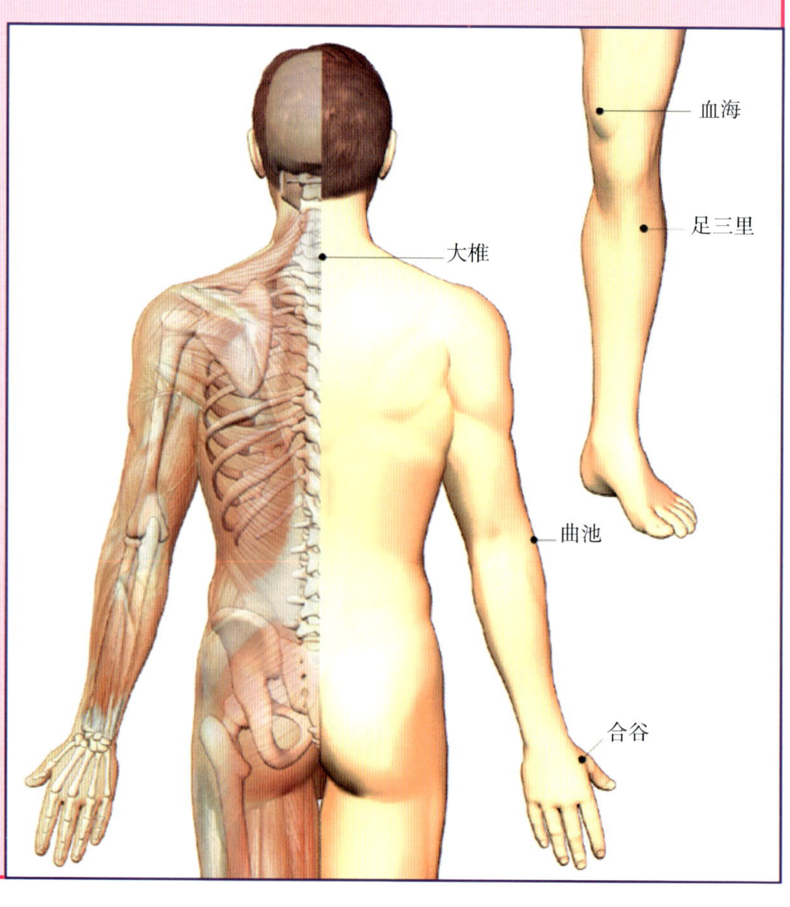

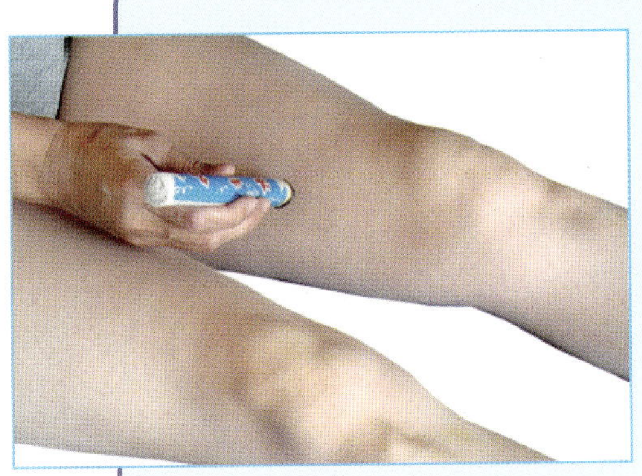

灸血海

【治疗方法】

用艾条施以温和灸、回旋灸交替操作，每穴操作5～10分钟。以患者出汗为佳。整个过程不超过30分钟。或艾炷隔姜灸，每次取3～5穴，注意防止烫伤。每日1次，5～7天为1个疗程。

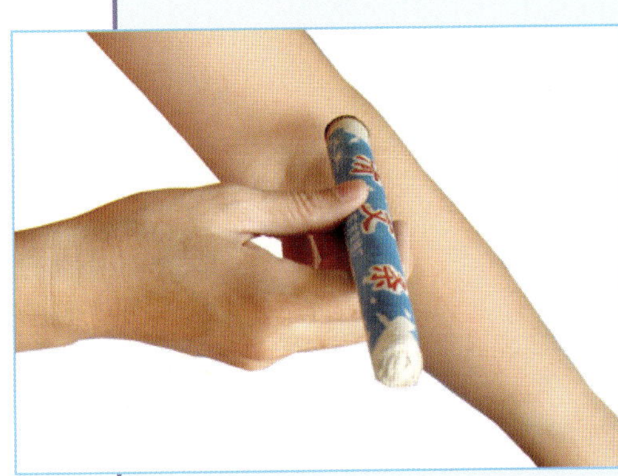

灸曲池

【日常保健】

1. 不要过食辛辣、油炸等刺激性食物，多食蔬菜、水果，多饮水，保持大便通畅。

2. 工作注意劳逸结合，保持心情舒畅。

3.常用温水和硫黄皂洗脸。

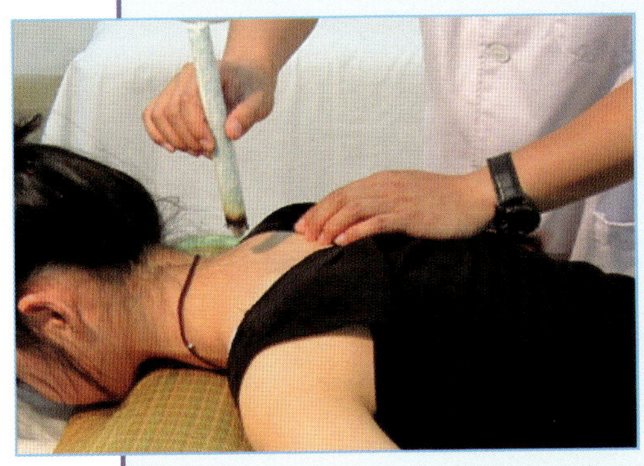

灸大椎

皱纹多

爱美之心，人皆有之。在当今社会，人们普遍都希望自己看上去年轻，都在寻求各种方法恢复青春，减少皱纹的产生。皱纹常出现在眼角、前额等部位。可伴有全身症状，患者常有面色灰暗不华，肌肉弹性降低，疲倦无力，腰膝酸软，或头痛，头晕，烦躁易怒等。

【取穴】

四白：在面部，直视前方，瞳孔直下，沿眼眶向下约半横指，可触及一凹陷，按之酸胀。

阳白：正坐位，在头部，目正视，自眉毛中点直上1横指处，按压有酸胀感。

颧髎：在面部，眼外角直下，颧骨最高点下缘可触及一凹陷，按压有明显酸胀感。

迎香：鼻唇沟内缘，鼻孔水平外侧0.5寸。

颊车：侧坐，下颌角前上方约1横指，当咀嚼时咬肌隆起高点处，放松时按之有酸胀感。

巨髎：瞳孔直下做一条垂线，平鼻翼做一条水平线，两线交点处取穴。

地仓：瞳孔直下做一条垂线，口角旁做一条水平线，两线交点处取穴。

下关：颊车直上，在颧弓下缘取穴。

承浆：在面部口唇下0.5寸（约半横指）处是穴。

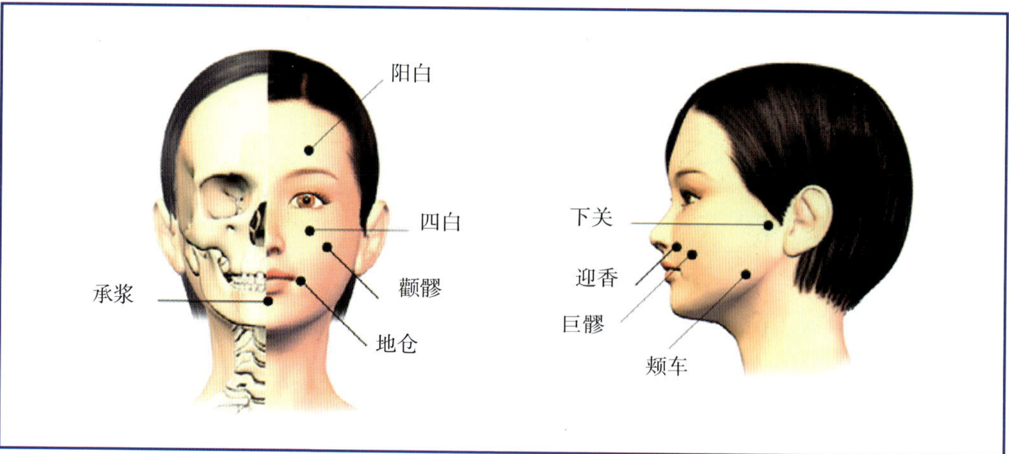

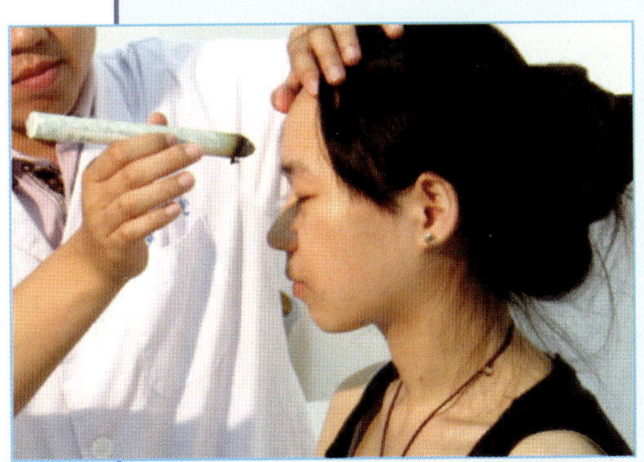
灸阳白

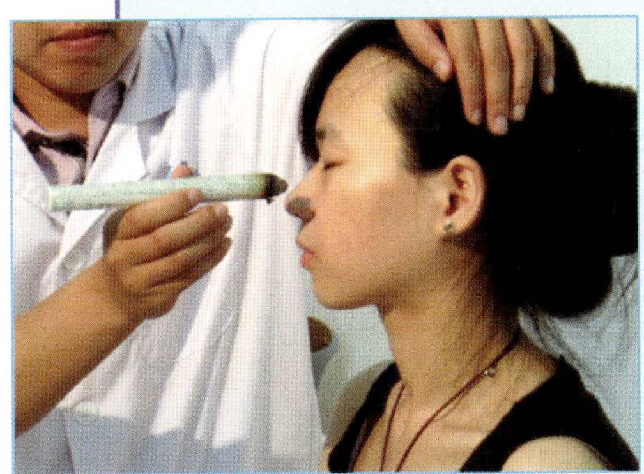
灸四白

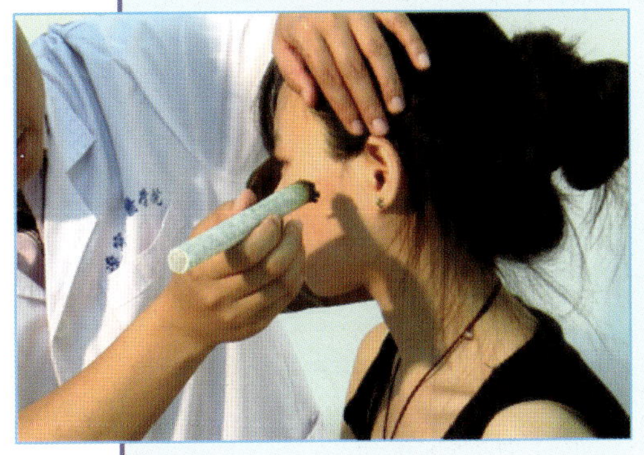
灸下关

【治疗方法】

用艾条施以温和灸、回旋灸交替操作，每穴操作3～5分钟。以患者出汗为佳。整个过程不超过30分钟。注意防止烫伤。或隔姜灸神阙穴。每晚9点钟灸之为佳。每日1次，5～7天为1个疗程。隔姜灸每次3～5壮，隔日1次。

【日常保健】

1．生活不规律为产生皱纹的因素之一，所以要保证充足的睡眠，不吸烟，不嗜酒，养成良好的生活习惯。

2．适量补充维生素及矿物质，保持饮食物的平衡。

3．勿清洗过度或使用湿气机提高湿度，避免皮肤干燥。

4．避免脸部直接曝晒在阳光下，易致皮肤脱水萎缩。

眼袋

眼袋是指眼睑皮肤松弛，或眼轮匝肌过度肥厚，以及眶膈内脂肪球堆集，致使眼睑下垂，局部隆起如袋状。眼袋皮肤老化通常从30岁开始，随着年龄增长而日趋明显。其老化速度具有明显的个体差异、种族差异，并受到内、外环境综合因素的影响。

【取穴】

丝竹空：在面部，眉梢凹陷中，按压有酸胀感。

四白：在面部，直视前方，瞳孔直下，沿眼眶向下约半横指，可触及一凹陷，按之酸胀。

颧髎：在面部，眼外角直下，颧骨最高点下缘可触及一凹陷，按压有明显酸胀感。

上关：在耳前，下关直上，在颧弓上缘取穴。

太阳：眼外角外侧，距眼外角约 1横指。

鱼腰：在前额部，瞳孔直上，眉毛中央处是穴。

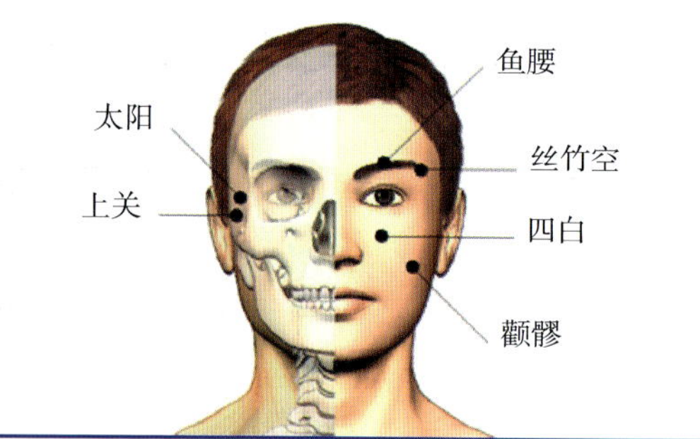

【治疗方法】

用艾条施以温和灸、回旋灸交替操作，每穴操作5～10分钟。以患者出汗为佳。整个过程不超过30分钟。注意防止烫伤。每日1次，5～7天为1个疗程。隔姜灸每次3～5壮，隔日1次。

【日常保健】

1.多按摩眼睛周边穴位，增加其血液循环加速，以达到眼部周围气血通畅。

2.多摄取鱼类、胡萝卜、番茄、马铃薯、动物肝脏、豆类等富含维生素A和维生素B_2等有益于眼睛保护的食物。

3.适当合理使用一些眼霜以帮助增加眼部肌肤的弹性，保持眼周皮肤水分。

鱼尾纹

鱼尾纹是指在人的眼角和鬓角周围出现的皱纹，其纹路与鱼儿尾巴上的纹路很相似，故被形象地称为鱼尾纹。鱼尾纹是面部皮肤老化的标志，微笑时由外眦区域放射而出的皮肤纹理。随着年龄的增加，在静止休息时也会出现。

【取穴】

丝竹空：在面部，眉梢凹陷中，按压有酸胀感。

阳白：正坐位，在头部，目正视，自眉毛中点直上1横指处，按压有酸胀感。

攒竹：从眼内角向上推，眉端有凹陷处。

鱼腰：在前额部，瞳孔直上，眉毛中央处是穴。

瞳子髎：眼眶骨外缘有一凹陷，距眼外角0.5寸（约半横指处）是穴。

太阳：眼外角外侧，距眼外角约1横指。

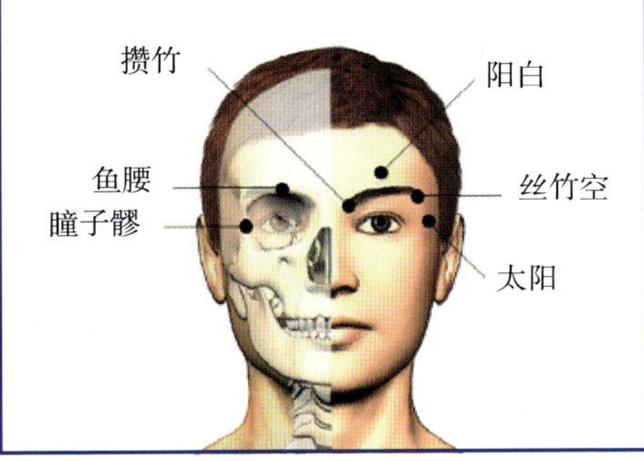

【治疗方法】

用艾条施以温和灸、回旋灸交替操作，每穴操作5～10分钟。以患者出汗为佳。整个过程不超过30分钟。注意防止烫伤。每日1次，5～7天为1个疗程。

【日常保健】

1.避免日晒；停用避孕药或镇静类药。用双手的3个长指先压眼眉下方3次，再压眼眶下方3次。3～5分钟后眼睛格外明亮，每日可做数次。

2.适当合理使用一些眼霜以帮助增加眼部肌肤的弹性，保持眼周皮肤水分平衡。

3.改掉日常生活中的一些不良习惯，如经常眯缝眼看东西，或是躺着看书，用脏手揉眼睛等都是不良的习惯，这样容易使眼睛发生毛病，出现鱼尾纹，应加以克制。

脱发

正常健康人每天平均约掉落100根头发，这是属于新陈代谢的正常过程，不属于脱发问题，若脱发的数目超过100根，属于脱发。脱发会影响外观，大大削弱脱发者的自信心，造成极大的心理压力，故应积极治疗。

【取穴】

百会：头部正中，两耳尖连线的交点处取穴。

风池：耳后乳突尖端稍内上方凹陷处，当胸锁乳突肌与斜方肌上端之间的凹陷中取穴。

头维：以手指触及额角发际前上部，咀嚼或咬牙时动处是穴。

颈椎夹脊穴：每个颈椎棘突下旁开半指（拇指）处是穴。

生发穴：风池与风府（后发际正中直上约半横指）连线的中点。

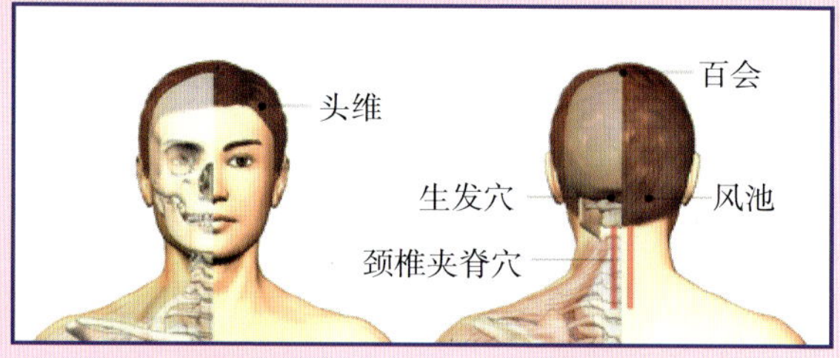

【治疗方法】

用普通艾条温和灸，每穴操作5～10分钟。以患者出汗为佳。全过程不超过30分钟。每日1次，5～7天为1个疗程。

【日常保健】

1.艾灸配合按摩效果较好，可改善头皮供血，促进头皮血液循环通畅。如用双手轻缓柔和地从前发际至后发际轻轻梳理头发，重复5遍，或单手由前向后梳五经（一条督脉，两条膀胱经，两条胆经）。

2.不偏食、不挑食，避免营养失衡。

3.避免忧思过度、情绪过度紧张。保持豁达、乐观的生活态度，同时注重自我心态的调整。

白发

人在正常的生理状态下，四五十岁后，头发会逐渐变白，当然随着生活节奏的加快，人类头发变白的时间在逐渐提前。但是，如果在刚刚进入中年，甚至在青少年时期就出现白发，即所谓的“少白头”，或者头发发黄、干枯、灰白则不正常。

【取穴】

脑户：坐位低头，在枕部可摸到一骨性突起（枕外隆突），在枕外隆突的上缘凹陷处是穴。

风池：耳后乳突尖端稍内上方凹陷处，当胸锁乳突肌与斜方肌上端之间的凹陷中取穴。

百会：头部正中，两耳尖连线的交点处取穴。

太阳：眼外角外侧，距眼外角约1横指。

神庭：前发际正中直上约半横指是穴。

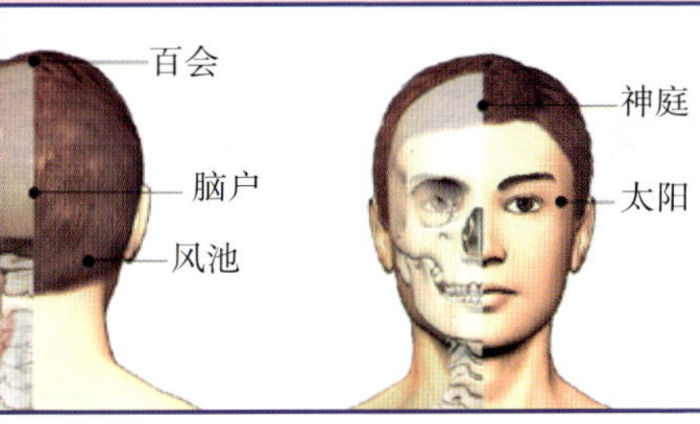

【治疗方法】

用普通艾条温和灸，每穴操作5～10分钟。以患者出汗为佳。整个过程不超过30分钟。每日1次，5～7天为1个疗程。

【日常保健】

1.艾灸配合按摩效果较好，可改善头皮供血，促进头皮血液循环通畅。如用双手轻缓柔和地从前发际至后发际轻轻梳理头发，重复5遍，或单手由前向后梳五经（一条督脉，两条膀胱经，两条胆经）。

2.经常吃一些有益于养发乌发的食物，增加合成黑色素的原料，如黑木耳、猪血等。多摄入含酪氨酸丰富的食物，如鸡肉、瘦牛肉、瘦猪肉、兔肉、鱼及坚果类食物等。

3.长期抑郁寡欢、忧思过度或情绪过度紧张、惊恐常会引起毛发迅速变白，因此要保持健康、乐观的生活态度，同时注意自我心态的调整。

乳房瘪小

乳房瘪小多与女性胸部先天发育不良、摄入营养不足、情志等因素有关，影响女性的形体与健康，日久会产生自卑、抑郁等诸多心理问题。排除乳腺疾病，现已经成为胸部亚健康的重要原因之一。乳房的发育与人的情志是否舒畅、气血是否畅达有关。当然，肾乃先天之本，藏精，女子“肾气盛，天癸至”，此时乳房开始发育，因此，女性的乳房与肾气的盛衰有很大关系。所以乳房的美容保健重在肝、脾（胃）、肾三脏。

【取穴】

乳根：从乳头沿垂直线向下推 1个肋间隙，按压有酸胀感。

屋翳：在胸骨上部略呈高起的地方叫胸骨角，与之相平的肋角为第2肋骨，其下为第2肋间隙，按压有酸胀感。

膻中：身体前正中线上，两乳头连线中点处是穴。

太冲：由第 1、2趾间交叉处向足背上推，至其两骨联合缘凹陷中（约交叉处上2横指）处，即是本穴。

太溪：由足内侧高骨（内踝尖）往后推至凹陷处（大约当内踝尖与跟腱间的中点）即是本穴。

胃俞：第 12胸椎棘突下凹陷，旁开约2横指（食、中指）处是穴。

肾俞：第2腰椎棘突下凹陷，旁开约2横指（食、中指）处是穴。

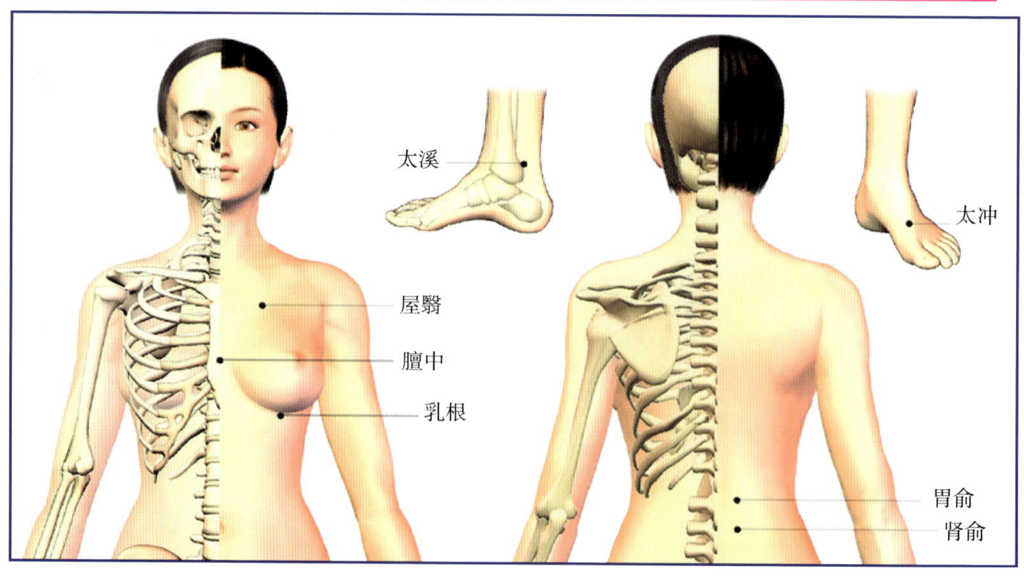

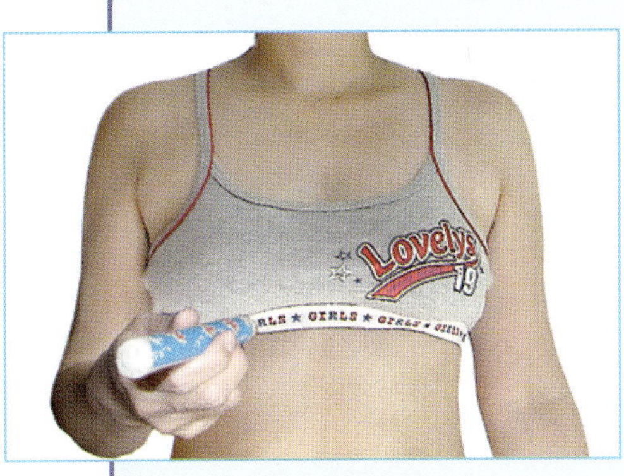

灸乳根

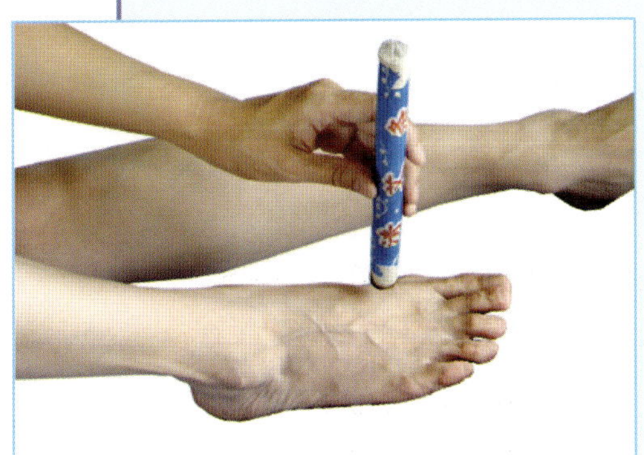

灸太冲

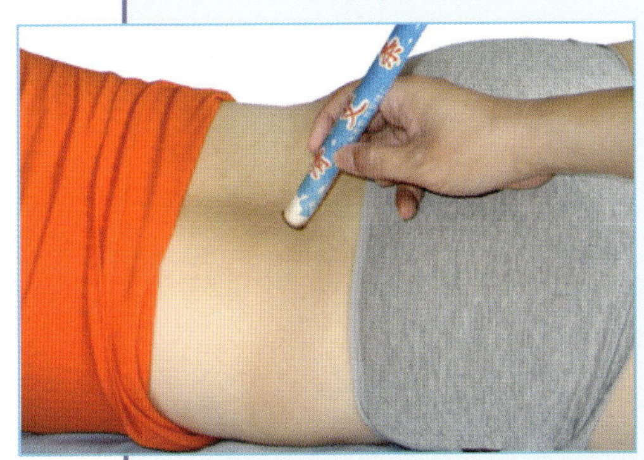

灸肾俞

【治疗方法】

用艾条施以温和灸、回旋灸交替操作，每穴操作3～5分钟。以患者出汗为佳。整个过程不超过30分钟。或艾炷隔姜灸，每次取3～5穴，每日1次，5～7天为1个疗程。隔姜灸每次3～5壮，隔日1次。

【日常保健】

1.多吃动物、植物蛋白丰富的食物，如瘦猪肉、牛肉、牛奶、鸡蛋和豆类制品等。

2.保持心情舒畅，积极排除及治疗原发病。

3.生活有规律，注意休息和睡眠，坚持锻炼身体。

腹部肥硕

腹部肥硕表现为肌肉松弛，赘肉增多，疲倦乏力，动则气喘、多汗、腰痛、便秘等。

【取穴】

肝俞：第9胸椎棘突下凹陷，旁开约2横指（食、中指）处是穴。

脾俞：第11胸椎棘突下凹陷，旁开约2横指（食、中指）处是穴。

胃俞：第12胸椎棘突下凹陷，旁开约2横指（食、中指）处是穴。

气海：脐下1.5寸（约2横指）。

天枢：坐位或仰卧位，肚脐旁开约2横指处，按压有酸胀感。

中脘：仰卧位，在上腹部，前正中线上，脐中与胸剑联合部（心口窝上边）中点。

水分：从肚脐中心向上量1寸（约1横指）处是穴。

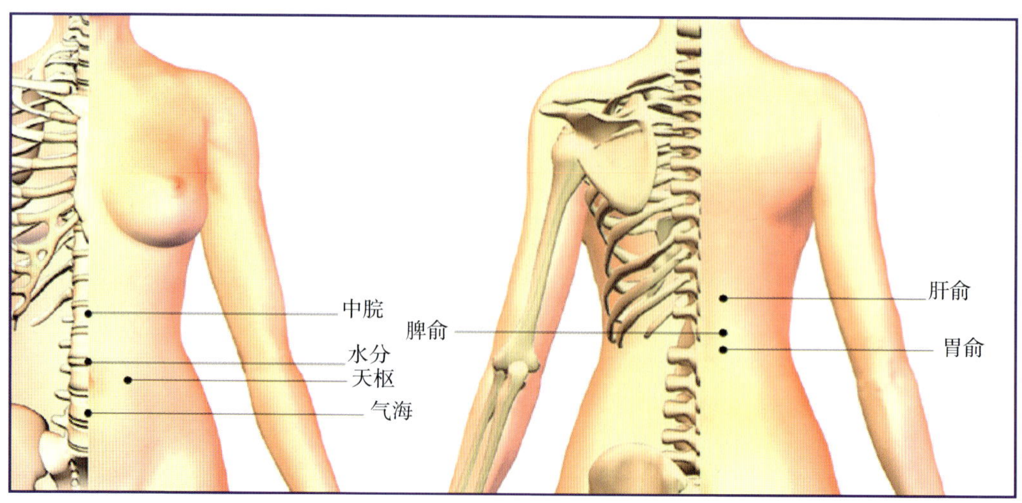

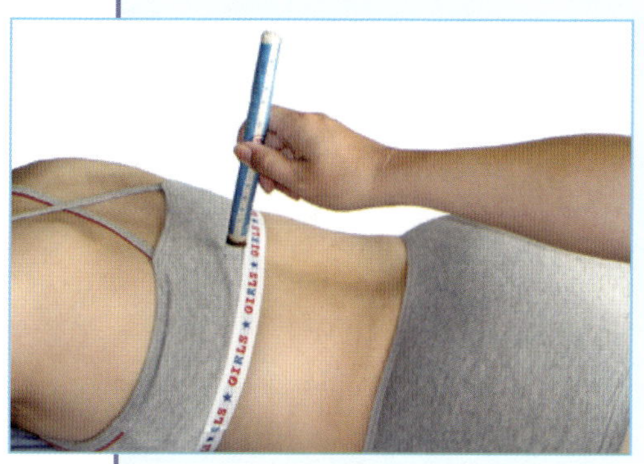

灸肝俞

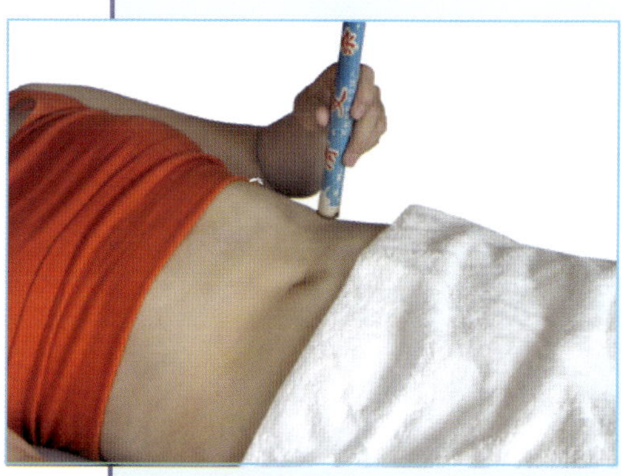

灸天枢

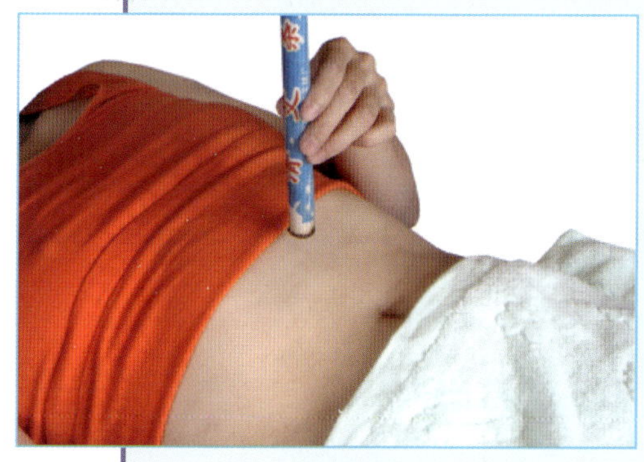

灸中脘

【治疗方法】

用普通艾条或雷火针灸操作，每穴操作3~5分钟。以患者出汗为佳。整个过程不超过30分钟。或艾炷隔姜灸，每次取3~5穴。具体操作时注意选择合适的施灸体位。每日1次，5~7天为1个疗程。隔姜灸每次3~5壮，隔日1次。

【日常保健】

1.养成规律的饮食习惯，一日三餐，定时定量，早餐要饱，午餐要好，晚餐要少。

2.少食或不食零食、甜食、碳酸饮料，减少高脂肪、高热量食物的摄入，饮食选择清淡为主，避免暴饮暴食。

3.适当运动，如从事有氧运动，如散步、骑自行车、游泳等。

腰粗

腰部曲线是身体曲线美的关键，腰身若恰到好处，即使胸不够丰满，臀不够上翘，视觉上仍给人曲线玲珑的美感。腰粗不仅影响美观，还会影响人的健康，会引起很多疾病。表现为腰部肥胖，腰围与臀围之比率高于0.72，呈向心性肥胖（苹果形）。可伴有全身症状，患者常有神疲乏力，气短懒言，舌淡白边有齿痕，脉弦滑等。

【取穴】

肝俞：第9胸椎棘突下凹陷，旁开约2横指（食、中指）处是穴。

胃俞：第12胸椎棘突下凹陷，旁开约2横指（食、中指）处是穴。

肾俞：第2腰椎棘突下凹陷，旁开约2横指（食、中指）处是穴。

膀胱俞：坐位，身体两侧高骨（髂嵴）连线与脊柱相交所在的椎体为第4腰椎，向下推两个椎体，即骶椎棘突下凹陷，旁开约2横指（食、中指）处是穴。

天枢：坐位或仰卧位，肚脐旁开约2横指处，按压有酸胀感。

中脘：仰卧位，在上腹部，前正中线上，脐中与胸剑联合部（心口窝上边）中点。

水分：从肚脐中心向上量1寸（约1横指）处是穴。

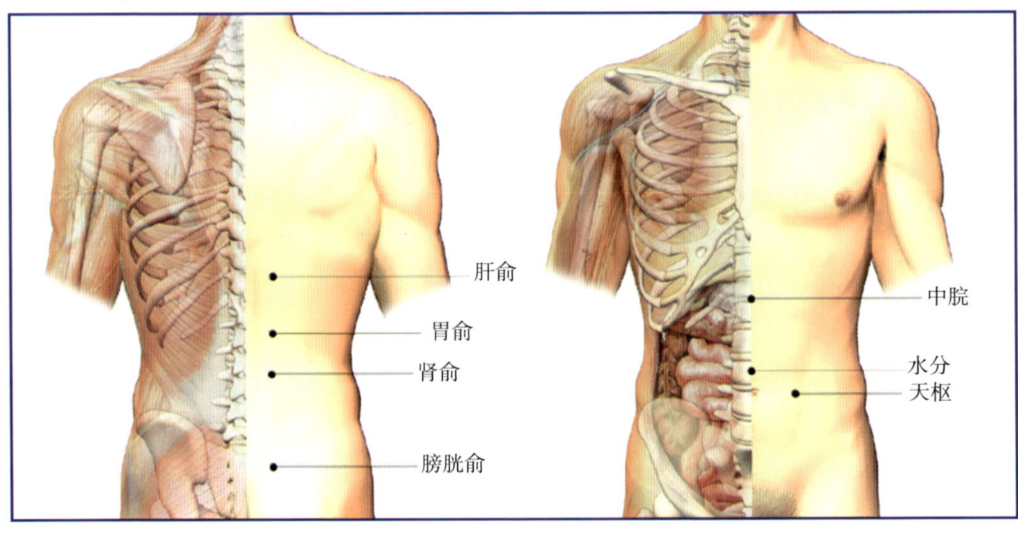

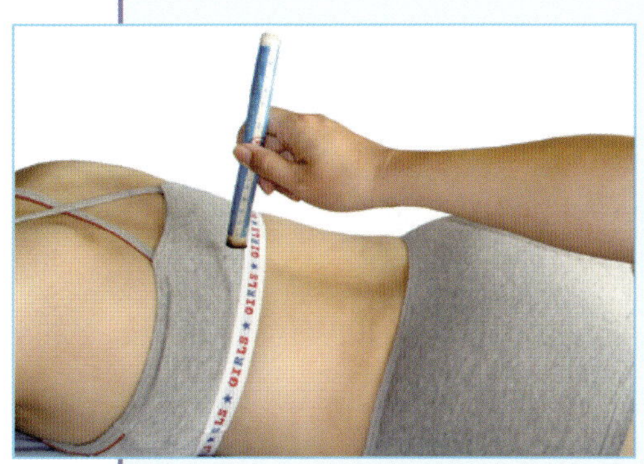
灸肝俞

【治疗方法】

用艾条施以温和灸、回旋灸交替操作，每穴操作3～5分钟。以患者出汗为佳。整个过程不超过30分钟。或艾炷隔姜灸，每次取3～5穴，每日1次，5～7天为1个疗程。隔姜灸每次3～5壮，隔日1次。

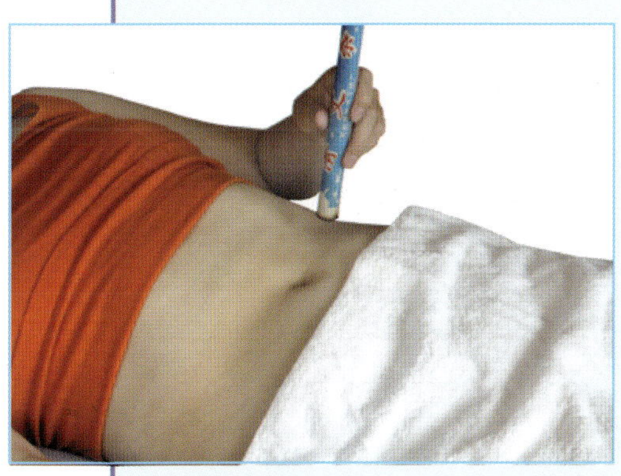
灸天枢

【日常保健】

1.女性腰、腹部最易囤积脂肪，因此日常生活中要注意多做健美锻炼、控制饮食，养成良好的生活习惯。逐渐减轻体重，减少腰腹部脂肪，使腰、臀比率随之下降。

2.适当运动，少吃富含脂肪的食物，如快餐、油炸食品，多吃蔬菜、水果。

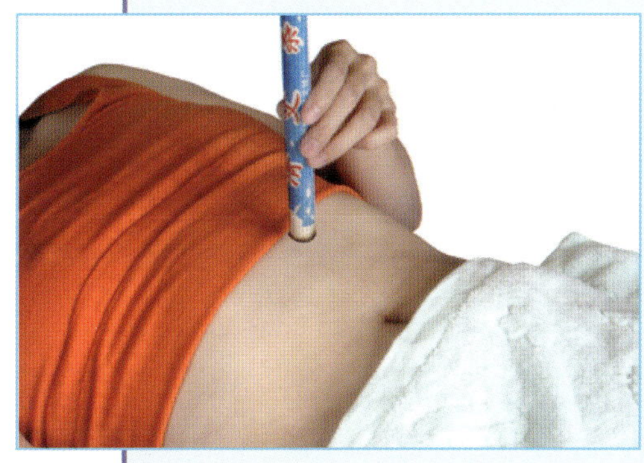
灸中脘

肥胖

人体脂肪积聚过多，体重超过标准体重的20%以上时即为肥胖症。肥胖症分为单纯性和继发性两类，前者不伴有明显神经或内分泌系统功能变化，临床上最为多见；后者常继发于神经、内分泌和代谢疾病，或与遗传、药物有关。艾灸治疗前者效果较好。

本病的发生与脾、胃、肾三脏功能失调有关。脾胃功能失常，肾元虚惫则引起气血偏盛偏衰、阴阳失调，导致肥胖。脾胃虚弱则水湿不化，酿生痰浊；胃肠腑热则食欲偏旺，水谷精微反被炼成浊脂；真元不足则气不行水，凝津成痰，遂致痰湿浊脂滞留肌肤而形成肥胖。

【取穴】

脾俞：第11胸椎棘突下凹陷，旁开约2横指（食、中指）处是穴。

胃俞：第12胸椎棘突下凹陷，旁开约2横指（食、中指）处是穴。

三焦俞：第1腰椎棘突下凹陷，旁开约2横指（食、中指）处是穴。

天枢：坐位或仰卧位，肚脐旁开约2横指处，按压有酸胀感。

中脘：仰卧位，在上腹部，前正中线上，脐中与胸剑联合部（心口窝上边）中点。

水分：从肚脐中心向上量1寸（约1横指）处是穴。

气海：脐下1.5寸（约2横指）。

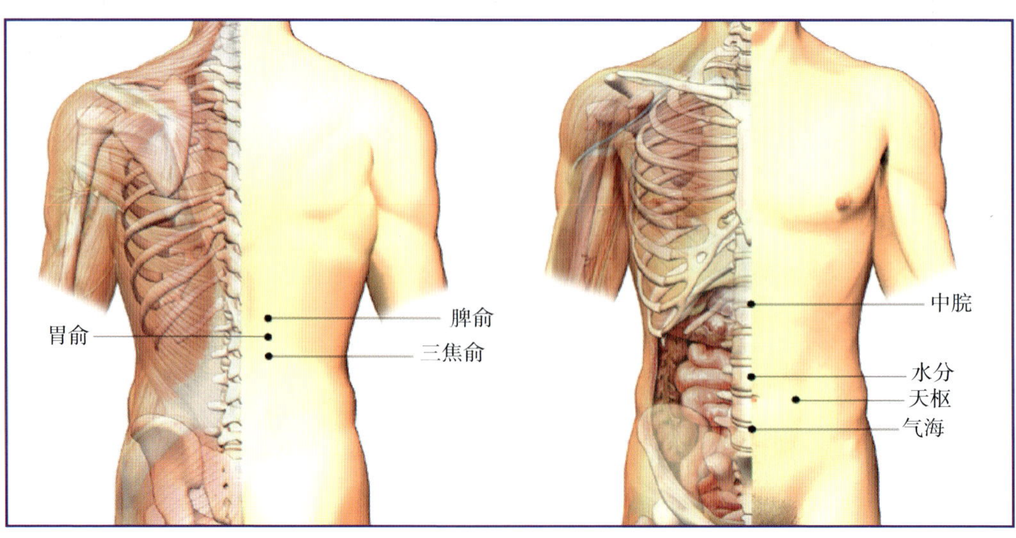

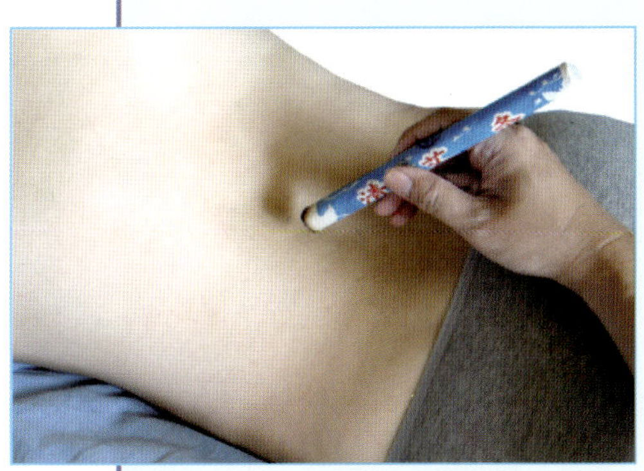

灸脾俞

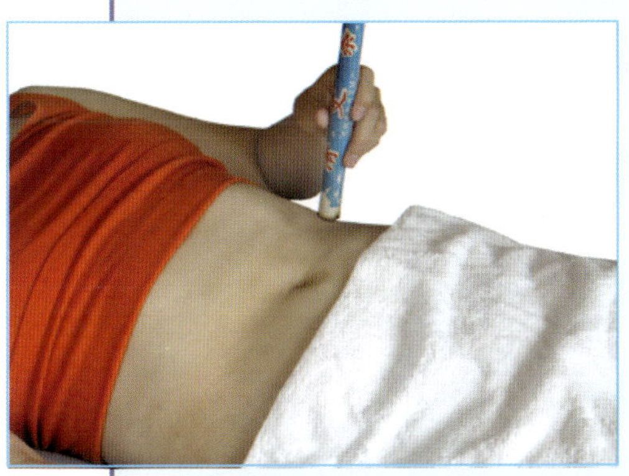

灸天枢

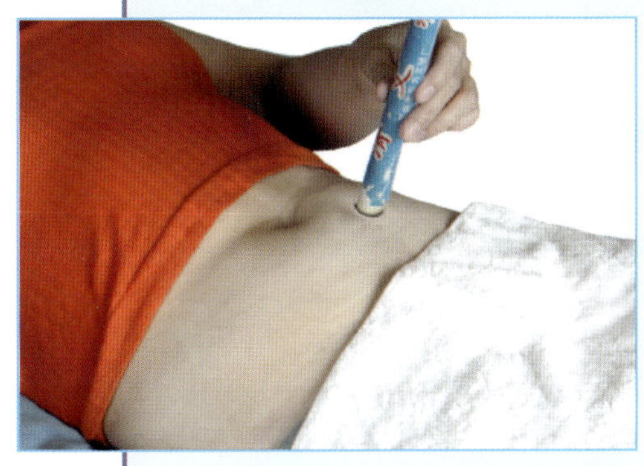

灸气海

【治疗方法】

用普通艾条或雷火针灸操作，每穴操作3～5分钟。以患者出汗为佳。整个过程不超过30分钟。或艾炷隔姜灸，每次取3～5穴。具体操作时注意选择合适的施灸体位。每日1次，5～7天为1个疗程。隔姜灸每次3～5壮，隔日1次。

【日常保健】

1.养成规律的饮食习惯，一日三餐，定时定量，早餐要饱，午餐要好，晚餐要少。进食时宜细嚼慢咽，充分咀嚼，有意延长用餐时间至20～30分钟，每餐宜7～8分饱。

2.少食或不食零食、甜食、碳酸饮料，饮食选择清淡为主，避免暴饮暴食。

身体过瘦

消瘦是指体重低于标准体重20%而言。可发生于任何年龄，多与遗传因素、精神因素、自身消化吸收功能、饮食习惯、内分泌疾病以及慢性消耗性疾病有关。本病可发生于任何年龄，但以中青年女性更为普遍。

【取穴】

中脘：仰卧位，在上腹部，前正中线上，脐中与胸剑联合部（心口窝上边）中点。

关元：脐下3寸（约4横指）。

气海：脐下1.5寸（约2横指）。

足三里：小腿外侧，外膝眼下3寸（约4横指）。

脾俞：第11胸椎棘突下凹陷，旁开约2横指（食、中指）处是穴。

肾俞：第2腰椎棘突下凹陷，旁开约2横指（食、中指）处是穴。

陶道：低头找颈项部最高骨（第7颈椎），向下数1个椎体（即第1胸椎），椎体下凹陷处是穴。

身柱：低头找颈项部最高骨（第7颈椎），向下数3个椎体（即第3胸椎），椎体下凹陷处是穴。

神阙：肚脐正中心。

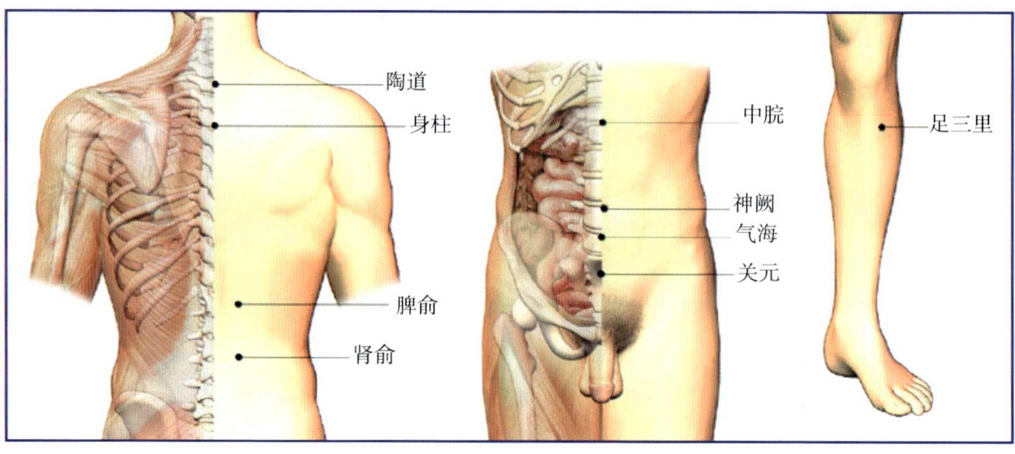

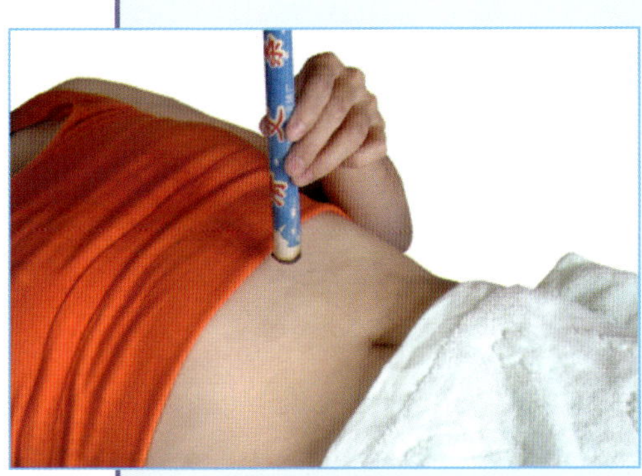
灸中脘

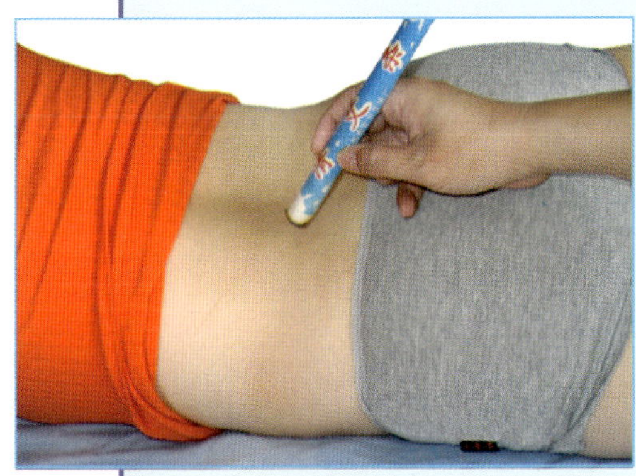
灸肾俞

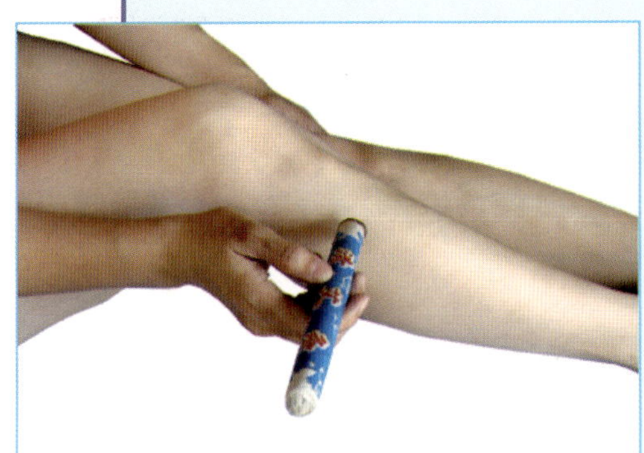
灸足三里

【治疗方法】

用普通艾条温和灸或艾炷灸，每次选5～6穴，每穴操作5～10分钟。艾炷5～7壮，以患者出汗为佳。整个过程不超过30分钟。灸神阙时需灸至腰骶部发热为宜，每日1次，5～7天为1个疗程。

【日常保健】

1.保持营养均衡，多吃动植物蛋白和脂肪丰富的食物。生活有规律，注意休息和睡眠，坚持锻炼身体。

2.保持心情舒畅和积极、乐观的生活态度。

大腿、小腿粗

腿部所占比例的大小以及腿部的匀称性是影响整体美观的重要环节。人人都希望拥有一双修长的美腿，腿部的长度过短会给人以身材矮小、比例失调的感觉；如果腿部赘肉过多、大腿与小腿粗细不均匀都会影响美观。

【取穴】

承扶：大腿后侧，臀横纹中点处是穴。

委中：在膝部，膝横纹中点处取穴。

承山：俯卧位，下肢伸直或足跟上提，其小腿肚子（腓肠肌部）出现人字纹，在其下可触及一凹陷，按压有酸胀感。

三阴交：在内踝高骨（内踝尖）直上约4横指处，胫骨内侧面后缘，按压有酸胀感。

足三里：小腿外侧，外膝眼下3寸（约4横指）。

血海：屈膝，以左手掌心按于右膝髌骨上缘，第2～5指向上伸直，拇指约成45°斜置，拇指尖下是穴。

【治疗方法】

用普通艾条或雷火针灸操作，每穴操作5～10分钟。以患者出汗为佳。整个过程不超过30分钟。或艾炷隔姜灸，每次取3～5穴。具体操作时注意选择合适的施灸体位。每日1次，5～7天为1个疗程。隔姜灸每次3～5壮，隔日1次。

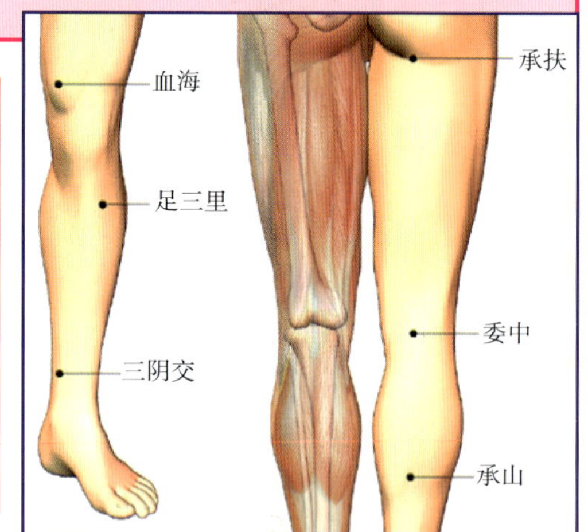

【日常保健】

1.能使腿部得到锻炼的最有效的有氧健身运动是行走、骑自行车、越野滑雪、爬楼梯等。

2.饮食上要做到低脂肪和高纤维相结合，如多吃些蔬菜和水果等。